Erfolg und Scheitern der Hegar-Operation

Medizingeschichte im Kontext
Herausgegeben von Karl-Heinz Leven

Begründet als Freiburger Forschungen zur
Medizingeschichte von Ludwig Aschoff,
fortgesetzt von Eduard Seidler

Band 14

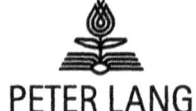

PETER LANG
Frankfurt am Main · Berlin · Bern · Bruxelles · New York · Oxford · Wien

Jette Sophia Jung

Erfolg und Scheitern der Hegar-Operation

Eine wissenschaftsgeschichtliche
Untersuchung über die Kastration
der Frau im 19. Jahrhundert

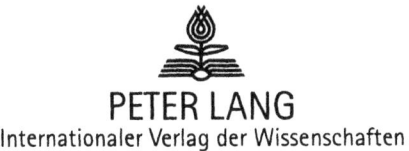

PETER LANG
Internationaler Verlag der Wissenschaften

Bibliografische Information der Deutschen Nationalbibliothek
Die Deutsche Nationalbibliothek verzeichnet diese Publikation
in der Deutschen Nationalbibliografie; detaillierte bibliografische
Daten sind im Internet über <http://www.d-nb.de> abrufbar.

Zugl.: Freiburg (Breisgau), Univ., Diss., 2007

D 25
ISSN 1437-3122
ISBN 978-3-631-57368-6

© Peter Lang GmbH
Internationaler Verlag der Wissenschaften
Frankfurt am Main 2007
Alle Rechte vorbehalten.

Das Werk einschließlich aller seiner Teile ist urheberrechtlich
geschützt. Jede Verwertung außerhalb der engen Grenzen des
Urheberrechtsgesetzes ist ohne Zustimmung des Verlages
unzulässig und strafbar. Das gilt insbesondere für
Vervielfältigungen, Übersetzungen, Mikroverfilmungen und die
Einspeicherung und Verarbeitung in elektronischen Systemen.

www.peterlang.de

Danksagung

Die vorliegende Untersuchung wurde von der Medizinischen Fakultät der Albrecht-Ludwigs-Universität Freiburg als Dissertation im Sommersemester 2007 angenommen. Den Anstoß zu dieser Arbeit gab mein Doktorvater Herr Professor Karl-Heinz Leven, ihm gilt daher mein besonderer Dank für seine fürsorgliche Unterstützung, sowie für die Aufnahme in diese Schriftenreihe. Frau Professor Annette Hasenburg hat das Promotionsverfahren durch die Erstellung des Zweitgutachtens vorangetrieben. Herr Dr. Hans-Georg Hofer und Herr Dr. Lutz Sauerteig haben die Arbeit als Mentoren inspiriert und gefördert. Für die Durchsicht des Manuskriptes bin ich Hilke Schenck, Caroline Ottomeyer und Detlev Humbert sehr verbunden. Mein größter Dank gilt meinen Eltern für ihre Unterstützung, ohne die dieses Projekt nicht fertig geworden wäre.

Düsseldorf, im Mai 2007
Jette Sophia Jung

„Man tut überhaupt schlecht, wenn man (...) stilgemäße, von einem ganzen Denkkollektiv anerkannte und mit Nutzen angewandte Anschauung als »Wahrheit und Irrtum« ansprechen will. Sie sind fördernd gewesen, sie haben befriedigt. Sie sind überholt worden, nicht weil sie falsch waren, sondern weil sich das Denken entwickelt."[1]

---

[1] Fleck, L.: Entstehung und Entwicklung einer wissenschaftlichen Tatsache. Einführung in die Lehre vom Denkstil und Denkkollektiv, ND Frankfurt a. M. 1980, S. 85.

Inhaltsverzeichnis

Einleitung 11

Wissenschaftsgeschichte 13

Thema 17

Der Protagonist 21

Eingrenzung des Diskurses und Aufbau der Arbeit 23

Verwendete Quellen 24

Forschungsstand 27

**I Arzt und Frau im 19. Jahrhundert
Eine Beziehung in ihrem gesellschaftlichen Kontext** 29

I. 1 Frauenbilder 31

I. 2 Hysterie 37

I. 3 Der Arzt in der Gesellschaft 41

I. 4 Die Bedeutung der Ovarien für die
Entstehung der Gynäkologie 49

I. 5 Gynäkologen und Psychiater 55

I. 6 Reflextheorien 59

I. 7 Die Kastration im Kontext therapeutischer
Standards des 19. Jahrhunderts 63

I. 7. 1 Lageveränderungen der Gebärmutter
als Ursache der Hysterie 63

I. 7. 2 Therapiealternativen - dargestellt am Beispiel
Bertha Perlmann 64

II Der Diskurs 69

II. 1 Indikation und Krankheitsverständnis 71

II. 1. 1 Kastration bei Fibromen des Uterus 72

II. 1. 2   Kastration bei Neurosen 75

II. 1. 3   Kastration bei Epilepsie 79

II. 1. 4   Die Wandlung des Krankheitsverständnisses 80

II. 1. 5   Kastration bei Osteomalazie 84

II. 2 Die Ovariotomie – Durchführung der Operation 88

II. 3 Produktion und Präsentation von Fakten 91

II. 3. 1   Verbreitungsstrategien und Rezeptionsgeschichte 91

II. 3. 2   Wirksamkeitsnachweis und Kriterien
der Wissenschaftlichkeit 97

II. 4 Zur wissenschaftlichen Biografie Alfred Hegars 107

II. 5 Hegars Netzwerk 119

II. 5. 1   Hegars Position unter den deutschen Ordinarien 120

II. 5. 2   Mitarbeiter 125

II. 5. 3   Schüler 127

III ZUSAMMENFASSUNG UND DISKUSSION 129

ANHANG 135

Ungedruckte Quellen 135

Gedruckte Quellen 135

Literaturverzeichnis 163

Personenregister 169

Einleitung

Als der Freiburger Gynäkologe Alfred Hegar 1876 die ersten Berichte über von ihm durchgeführte Kastrationen veröffentlichen ließ, betrat er damit keineswegs Neuland.[2] Der englische Chirurg James Bundell hatte bereits 1823 in einem Vortrag vor der Royal Medical and Chirurgical Society of London vorgeschlagen, Frauen die Eierstöcke zu entfernen, um die Menopause vorzuziehen.[3] Obwohl man zu dieser Zeit bereits Ovariotomien durchführte, wurde sein Vorschlag nicht übernommen und verschwand aus der Diskussion. 50 Jahre später jedoch entwickelte sich die Kastration zu einer regelrechten „Modeoperation". Derselbe Eingriff traf jetzt offenbar auf andere Vorbedingungen. Diesmal gelang es, andere Ärzte davon zu überzeugen, diese Operation vorzunehmen. Die Idee wurde aufgegriffen, verbreitet und weiterentwickelt, die Bedingungen für eine erfolgreiche Innovation waren zunächst gegeben. Hierzu zählten nicht nur technische Voraussetzungen, wie die Einführung der Äthernarkose 1846 durch den Amerikaner William Morton und die Verbreitung der Antisepsis nach Lister in den 1870er-Jahren.[4] Auch soziale Bedingungen führten dazu, dass die Kastration gerade zwischen 1876 und 1895 Erfolg hatte und später wieder aufgegeben wurde. Entsprechend ist es Ziel dieser Arbeit, die „Hegar-Operation" in ihrem historischen und gesellschaftlichen Kontext darzustellen und damit Erklärungsmuster für den zeitweiligen internationalen Erfolg der Operation sowie für ihr Scheitern am Ende des 19. Jahrhunderts zu finden.

Dabei wird auf die Rolle der Frau am Ende des 19. Jahrhunderts einzugehen sein, genauso wie auf zeittypische Frauenkrankheiten, insbesondere die Hysterie als umstrittenste Indikation für die Kastration. Ferner wird zu klären sein, welche Stellung der Gynäkologe in der Gesellschaft einnahm und welchen Anteil mikrosoziologische, persönliche Faktoren an Erfolg und Scheitern der Hegar-Operation hatten.

Die naturwissenschaftliche Medizin nahm im 19. Jahrhundert zunehmend mehr Raum im Alltag der Menschen ein. Ein Vorgang, der als Medikalisierung bezeichnet wird, was die Ausweitung ärztlicher Deutungsmacht auf eine Vielzahl körperlicher und seelischer Phänomene meint.[5] Welche Folgen hatte diese Entwicklung speziell für den weiblichen Körper und dessen Imagination?

---

[2] Alfred Hegar *6. Januar 1830 †5. August 1914.
[3] Hegar, A. – Kaltenbach, R.: Operative Gynäkologie mit Einschluß der gynäkologischen Untersuchungslehre, 2. Auflage, Stuttgart 1881, S. 323.
[4] Ackerknecht (1992), S. 135.
[5] Vgl. Huerkamp (1985), S. 12.

Der Medikalisierung der Gesellschaft stand das Professionalisierungsstreben der akademischen Ärzteschaft gegenüber, also der „Aufstieg des approbierten Arztes zum allein zuständigen Experten in Fragen von Gesundheit und Krankheit".[6] Die Bedeutung professionspolitischer Aspekte für die Kastration zu untersuchen, wird ebenfalls Ziel der vorliegenden Arbeit sein. Im Rahmen der Herausbildung von Spezialfächern entwickelte sich die Gynäkologie im 19. Jahrhundert aus Chirurgie und Geburtshilfe. Doch welches Wissen und welche therapeutischen Möglichkeiten konnte das Fach um 1875 anbieten? Die Hormonlehre war noch unbekannt. Wie jedoch erklärte man sich dann den weiblichen Zyklus und veränderte sich diese Erklärung durch die Kastration? Von welchen technischen Voraussetzungen war auszugehen und wie entwickelten sich diese nach Einführung der Kastration fort? Auch die Frage nach den Kriterien der Wissenschaftlichkeit kann nicht nach unseren heutigen Maßstäben beurteilt werden. Umso weniger, als ja auch diese zeitgebunden sind. Dass die zeitgenössische Gynäkologie Therapien für nervöse Erkrankungen wie die „Reflexneurose" anbot, erscheint heute abwegig, ist aber durch die historischen Vorstellungen über die Ursache der Erkrankung erklärbar. Andererseits konnten auch Neurologie und Psychiatrie Krankheitsätiologien und Therapien für solche „Erkrankungen" anbieten. Kam es also zu einer Konkurrenzsituation zwischen diesen Fächern? All diese Fragen stehen im Zeichen eines wissenschaftsgeschichtlichen Ansatzes, den diese Arbeit verfolgt.

---

[6] Huerkamp (1985), S. 12.

Wissenschaftsgeschichte

Mit den „Science Studies" wurde ein methodischer Ansatz für diese Arbeit gewählt, der sich in den Geschichtswissenschaften in den letzten Jahren zunehmender Popularität erfreut.[7] Der Begriff „Science Studies" fasst Wissenschaftsgeschichte, -theorie und -soziologie zusammen. Sie alle beschäftigen sich mit dem sozialen Prozess der Wissensproduktion und der historischen Einordnung von Wissensinhalten selbst.

Der Gedanke, Wissenschaft und ihre Ergebnisse in Abhängigkeit von ihrem sozialen Kontext zu begreifen, entstand in den 20er-Jahren des letzten Jahrhunderts. Zunächst war es Karl Mannheim, der Marx' These „das Sein bestimmt das Bewusstsein" auf geisteswissenschaftliches Denken ausdehnte.[8] Während Mannheim jedoch Mathematik und Naturwissenschaften von seinen Untersuchungen bewusst ausklammerte, war Ludwik Fleck einer der Ersten, der mit seiner Untersuchung des Syphilisbegriffes einen wissenschaftssoziologischen Ansatz auf naturwissenschaftliches Arbeiten anwandte. Fortan war keine Form der Forschung mehr ahistorisch. Ihre Sozialisierung umfasst zum einen die Betrachtung wissenschaftsexterner Faktoren, die die Wahl des Forschungsthemas und die Interpretation von Ergebnissen beeinflussen, zum anderen wissenschaftsimmanente Faktoren, wie den „Zugang zu Fachzeitschriften und Tagungen, das wissenschaftliche Ansehen der Person oder Institution", die wesentlich darüber entscheiden, ob Erkenntnisse gewonnen und durchgesetzt werden können.[9] Beide Elemente finden sich in der vorliegenden Arbeit wieder. Der erste Teil setzt den Kastrationsdiskurs in Kontext mit den gesellschaftlichen und wissenschaftlichen Voraussetzungen, die ihn hervorbrachten. Dabei soll dargestellt werden, wie von der Umwelt geprägte Erwartungen die fachliche Wahrnehmung von Wissenschaftlern beeinflussten und gleichzeitig die Ergebnisse dieser Forschung wiederum der Legitimation gesellschaftlicher Denkmuster dienten. Der zweite Teil beschäftigt sich mit Durchsetzungsstrategien, die angewandt wurden, um die Kastration zu verbreiten.

Unter den Wissenschaftstheoretikern waren zwei Autoren für diese Arbeit besonders wichtig. Zum einen Ludwik Fleck als ein Klassiker der „Science Studies", zum anderen der französische Soziologe Bruno Latour. Fleck wurde ausgewählt, weil seine Arbeiten grundlegend und gleichzeitig modern sind, insofern als Fleck schon in den 1930er-Jahren die „antipositivistische Wende" in den Wissenschaftstheorien der 1960er-

---

[7] Vgl. Hagner (2001), S. 7.
[8] Felt/Nowotny/Taschwer (1995), S. 122.
[9] Schlich (1998), S. 118.

und 70er-Jahre vorweggenommen hat.[10] Der Amerikaner Thomas Kuhn hat die Arbeiten Flecks in den 1970er-Jahren wiederentdeckt und seine Thesen mit anderer Begrifflichkeit versehen.

Eine neue Ausrichtung bekam die Wissenschaftsforschung in den 1980er-Jahren, als sich Bruno Latour mit »Science in action« mitten in den Faktenproduktionsprozess hineinbegab und diesen als „Laborsoziologe" aus einer Innenperspektive betrachtete. Einige von Latours Theorien waren auf diese Arbeit nicht anwendbar, teils weil die Quellen diese Innenperspektive nicht erlaubten, teils weil die im Labor gemachten Erfahrungen nicht auf die Kastrationssituation übertragbar waren. Dennoch beschreibt er Phänomene, die sich im Kastrationsdiskurs wiederfinden, und ist aus diesem Grund für die vorliegende Arbeit hilfreich.

1935 veröffentlichte der jüdische Arzt Ludwik Fleck seine umfassendste wissenschaftsgeschichtliche Arbeit „Über Entstehung und Entwicklung einer wissenschaftlichen Tatsache".[11] Fleck hatte während des Ersten Weltkrieges in seiner österreichisch besetzten Heimatstadt Lwów Medizin studiert.[12] Auch nach Kriegsende 1918 blieb die Universität Lwów eng mit Wien verbunden. So kam Fleck in Kontakt mit einer Reihe von Neupositivisten der Wiener Schule. In Auseinandersetzung mit dem „logischen Empirismus" in deren Arbeiten gelangte Fleck zu der Überzeugung, dass Logik an sich keine objektive Gültigkeit hat, sondern nur innerhalb eines geschlossenen Systems von Vorannahmen anwendbar ist, verändern sich diese, erscheint das ganze Konstrukt irrational. Entgegen dem universell geltenden „Tatsachen"-Begriff der Wiener Schule stellte Fleck die Behauptung auf:

„Wenigstens drei Viertel und vielleicht die Gesamtheit alles Wissenschaftsinhaltes sind denkhistorisch, psychologisch und denksoziologisch bedingt und erklärbar."[13]

Zwischen Auffassung und Beweisen herrscht, laut Fleck, nicht unbedingt ein „formal-logisches Verhältnis". „Die Beweise richten sich ebenso oft nach den Auffassungen, wie umgekehrt die Auffassungen nach den Beweisen."[14] Flecks Thesen bildeten den Vorläufer der seit Mitte der 1970er-Jahre von Thomas Kuhn vertretenen Wissenschaftssoziologie, die von einer „empirischen Unterdeterminiertheit von Theorien" und von der „Theoriegeleitetheit empirischer Beobachtungen" ausgeht.[15] Dem-

---

[10] Schlich (1998), S. 107.
[11] Fleck (1935).
[12] Lwów: Deutsch Lemberg, heute westliche Ukraine.
[13] Fleck (1980), S. 32.
[14] Fleck (1980), S. 40.
[15] Vgl. Felt/Nowotny/Taschwer (1995), S. 123.

nach lassen die Ergebnisse wissenschaftlicher Experimente immer verschiedene Interpretationen zu, es können also mit denselben Daten mehrere Theorien untermauert werden. Weil, laut Fleck, „das unklare anfängliche Schauen", das keine Vorbildung, keine Theorie verlangt, nicht zum „unmittelbaren Gestaltsehen", also zur Erkenntnis führen kann, ist jede wissenschaftliche Beobachtung zwangsläufig von einer Theorie geleitet.[16] Die Gesamtheit solcher Theorien, die eine wissenschaftliche Periode prägen, nennt Fleck „Denkstil". Kuhn bezeichnet sie später als „Paradigma". Analog dazu wird die soziale Einheit, die einen gemeinsamen Denkstil pflegt, als „Denkkollektiv" oder wissenschaftsspezifischer als „Scientific community" bezeichnet.[17] Eine bestimmte Gesellschaft, in dieser Arbeit die westeuropäische des ausgehenden 19. Jahrhunderts, bezeichnet Fleck als „Alltagskollektiv". Dieses Alltagskollektiv beeinflusst durch personelle Überschneidung andere spezifische Kollektive, wie beispielsweise die Ärzteschaft in ihrem Denken, ihrer Theoriebildung und selbst ihrer Wahrnehmung. Nach Fleck ist der Erkenntnisprozess niemals ein rationeller, beständig auf ein Ziel zulaufender Vorgang, den eine isolierte Person durchführt. Vielmehr ist das Erkennen ein kollektiver Prozess, der in kleinen Schritten erfolgt und keineswegs direkt auf ein Ziel zusteuert. Fleck geht so weit zu sagen:

„Das Erkennen stellt die am stärksten sozialbedingte Tätigkeit des Menschen vor und die Erkenntnis ist das soziale Gebilde katexochen."[18]

Diese Aushandlungsprozesse, die schließlich zu neuem, allgemein anerkanntem Wissen führen, können auch als „Diskurs" verstanden werden, also „historisch eingrenzbare thematische Redezusammenhänge, die Möglichkeiten und Grenzen sinnvoller Rede und kohärenten sozialen Handelns bestimmen".[19] Die folgende These Flecks würde dann als „konstruktbildende Kraft (G. Abel) spezifischer Diskurse" angesprochen werden.[20]

„Eine einmal veröffentlichte Aussage gehört jedenfalls zu den sozialen Mächten, die Begriffe bilden und Denkgewöhnungen schaffen; sie bestimmt gemeinsam mit allen anderen Aussagen, was man »anders nicht denken kann«. Auch wenn sie bekämpft wird, wächst man mit ihrer Problematik auf, die innerhalb der Gesellschaft kreisend, zur sozialen Verstärkung gelangt."[21]

---

[16] Fleck (1980), S. 121.
[17] Felt/Nowotny/Taschwer (1995), S. 127.
[18] Fleck (1980), S. 58.
[19] Sarasin (1996), S. 142.
[20] Sarasin (1996), S. 162.
[21] Fleck (1980), S. 52f.

Latours Buch „Science in action" gilt als wichtiger Beitrag zum „Experimental turn" der Wissenschaftsforschung in den 1980er-Jahren. Hinter diesem Schlagwort verbirgt sich eine Richtung der „Science Studies", in deren Mittelpunkt nicht mehr die Betrachtung von Inhalten der Wissenschaft, von Theorien und Paradigmen steht, sondern die Mittel und Strategien der Wissensproduktion und Durchsetzung. Gemäß Latour ist zunächst davon auszugehen, dass während des Wissensproduktionsprozesses ein gegebenes „Statement" weder ein Faktum noch ein Artefakt ist. Ob es wahr oder falsch ist, ist immer eine retrospektive Entscheidung, die den Unterschied zwischen „Science in making" und „Ready made Science" ausmacht.[22] Vordergründig scheint es, als würde allein die Natur zur Entscheidung dieser Kontroverse herangezogen. Tatsächlich ist „Natur" aber erst das Ergebnis des Aushandlungsprozesses über Falschheit oder Richtigkeit eines Statements. Ob wissenschaftliche Aussagen sich durchsetzen können, hängt also nicht mehr alleine von ihrem „Wahrheitsgehalt" ab, sondern ist ebenso abhängig von anderen Faktoren wie den Verbreitungsstrategien und der Glaubwürdigkeit der Person oder Gruppe, von der das Statement ausgeht. Deren Aufgabe ist es, für die gemachte Aussage Unterstützung anzuwerben (Enrolment), das geschieht im einfachsten Fall beispielsweise dadurch, dass ein fremder Text zitiert wird. Dieser dient jedoch nicht nur als Beleg für die Richtigkeit der eigenen Aussage, sondern wird gleichzeitig selbst aufgewertet, indem er als Fakt anerkannt wird.[23] Neben solchen simplen Mechanismen umfasst der Begriff „Enrolment" auch die verschiedenen Techniken der „Translation", also der Uminterpretation und Nutzbarmachung fremder Absichten im eigenen Interesse.

Wie Aussagen sich durchsetzen, hängt nach Latour auch von deren Charakter ab. Es kann zwischen harten und weichen Fakten unterschieden werden. Da weiche Fakten einen größeren Diskussionsrahmen bieten und damit dem Einzelnen mehr Interpretationsfreiheit zugestehen, die es ihm ermöglicht, die Aussage seinen Bedürfnissen anzupassen (evtl. im Rahmen eines Translationsprozesses), verbreiten sie sich leichter als harte Fakten. Durch die Möglichkeit, sie an Erfahrungen und Kontexte aus der Vergangenheit anzupassen, geht ihr innovativer Charakter jedoch häufig unter, während er bei harten Fakten erhalten bleibt.[24]

---

[22] Vgl. Latour (1999), S. 25.
[23] Latour (1999), S. 33ff.
[24] Vgl. Latour (1999), S. 141ff.

Thema

Die Frage, wer die Kastration an Frauen mit gesunden Ovarien erstmals durchgeführt hat, war Gegenstand eines Prioritätsstreites zwischen den amerikanischen Gynäkologen Robert Battey, Lawson Tait, dem Kanadier Trenholme und dem Freiburger Ordinarius für Gynäkologie Alfred Hegar.[25] Die ersten Veröffentlichungen zu diesem Thema hatte zweifelsfrei Robert Battey, der ab 1872 in regionalen amerikanischen Fachzeitschriften über die Kastration publizierte.[26] Die erste deutsche Veröffentlichung aus dem Jahr 1876 stammte aus Hegars Klinik. Später gab Hegar an, bereits im Januar 1872 und damit vor Robert Battey eine Kastration durchgeführt zu haben. Da die Patientin infolge der Operation verstorben sei, habe er allerdings von einer Publikation des Falles abgesehen. Taits Angaben in diesem Streit sind wegen ihrer Widersprüchlichkeit nur wenig glaubhaft und auch Trenholme konnte seine Priorität auf die Operation nicht durchsetzen. Im englischen Sprachraum wurde somit Robert Battey, in Deutschland Alfred Hegar als „Erfinder" der Kastration angesehen. Entsprechend leiteten sich die Eigennamen ab. Im Englischen sprach man von „Battey's operation". Analog hierzu wurde auf dem Deutschen Chirurgenkongress 1879 die Benennung der Kastration der Frau als „Hegar-Operation" vorgeschlagen.[27] Im Gegensatz zu dem Terminus „Battey's operation" setzte sich der Begriff „Hegar-Operation" jedoch nicht durch.[28] Zeitgenössische Publikationen verwendeten fast ausschließlich die Begriffe „Kastration" oder „beidseitige Ovariotomie". Seltener wurde auch der Ausdruck „Oophorektomie" als Synonym gebraucht.[29] In seinem Lehrbuch von 1876 beschrieb Cohnstein die Ovario-

---

[25] Edward Henry Trenholme 1836 - 1891. Trenholme, E. H. : A case of excission of both ovaries for fibrous tumor of the uterus, in : The Canada Medical Record 4, 1875/76, S. 217-221. Robert Lawson Tait 1845 – 1899. Tait, R. L. : Removal of normal ovaries, in : The British Medical Journal 1, 1879, S. 813-814. Vgl. Funk (1984) S. 1.
[26] Robert Battey 1828 – 1895 veröffentlichte im September 1872 im Atlanta Medical Journal und im Januar 1873 im Richmond and Louisville Medical Journal. Die erste international beachtete Veröffentlichung erfolgte 1876 unter dem Titel: „ Exstirpation of the Functionally active Ovaries for the remedy of otherwise incurable disease" in Transaction of the American Gynecological Society.
[27] Anonym: Zur Castration der Frauen, in: Berliner Klinische Wochenschrift 16, 1879, S. 617.
[28] Erst die feministische Geschichtsschreibung der 1980er-Jahre greift wieder auf den Eigennamen zurück.
[29] In seinem Artikel: Zur Begriffsbestimmung der Kastration, in: Centralblatt für Gynäkologie 11, 1887, S. 698-704, S. 698, erwähnt Hegar auch den Begriff „Oophorektomie" als Synonym zu den Begriffen »normal Ovariotomy oder Battey's

tomie als eine „Operation zur Entfernung eines oder beider zu Tumoren degenerirter Ovarien".[30] Im Gegensatz zu unserem heutigen Verständnis wurde also zwischen einer Teilentfernung und der Exstirpation der Eierstöcke nicht streng unterschieden.[31] Die Tatsache, dass zu Beginn des Kastrationsdiskurses selbst eine Begrifflichkeit fehlte, die die vollständige Entfernung beider gesunder Eierstöcke der Frau zutreffend beschrieben hätte, verdeutlicht das innovative Potenzial der Operation, die in den 1880er- und 90er-Jahren einen Diskurs in der medizinischen Presse hervorrief, über den ein zeitgenössischer Arzt 1887 schrieb: „Auf dem Gebiete der operativen Gynäkologie steht gegenwärtig im Vordergrund die Castrationsfrage".[32] Wie ausgeprägt das Interesse an der Kastration war, wird auch anhand des oben dargestellten Prioritätsstreites deutlich, der aufzeigt, dass es sich hierbei tatsächlich um ein Schlüsselproblem zeitgenössischer medizinischer Forschung handelte.[33] Das Hauptinte-

---

Operation«; er verwendet dieses Wort in seinen sonstigen Publikationen jedoch nicht.
Zur synonymen Verwendung der Begriffe „Castration" und „doppelseitige Ovariotomie" im 19. Jahrhundert vgl. auch: Hegar, A.: Die Castration der Frauen, in: Sammlung klinischer Vorträge, hrsg. v. Richard Volkmann, Gynäkologie No. 42, Leipzig 1878, S. 988, oder Hegar, A. – Kaltenbach, R.: Operative Gynäkologie mit Einschluß der gynäkologischen Untersuchungslehre, 2. Auflage, Stuttgart 1881, S. 349.
[30] Cohnstein, I.: Grundriss der Gynäkologie, Stuttgart 1876, S. 190.
[31] Die griechische Endung τέμνω bedeutet lediglich schneiden, herausschneiden heißt jedoch ἐκτέμνω. Die heutige Begrifflichkeit unterscheidet zwischen Ovariotomie (Teilentfernung) und Ovarektomie (Exstirpation des gesamten Organs). Eine bewusste Teilentfernung der Eierstöcke wurde erstmals 1889 beschrieben, also erst gegen Ende des Kastrationsdiskurses. Vgl. Martin, A.: Ueber partielle Ovarien-und Tubenexstirpation. Nach einem am 11. März 1889 vor der freien Vereinigung der Berliner Chirurgen gehaltenen Vortrag, in: Sammlung klinischer Vorträge, hrsg. v. Richard Volkmann, Gynäkologie No. 99, Leipzig 1889, S. 2481-2512, S. 2481.
Verschiedene Autoren, u. a. A. Martin und C. Runge, setzten sich dafür ein, den Begriff „Kastration" ausschließlich für die Entfernung gesunder Ovarien zu verwenden. Hegar wandte sich gegen diese Begriffsbildung mit dem Argument, dass häufig nicht eindeutig zwischen anatomisch und funktionell gesunden Eierstöcken und kranken Ovarien unterschieden werden könne.
Hegar, A.: Zur Begriffsbestimmung der Kastration, in: Centralblatt für Gynäkologie 11, 1887, S. 698-704.
Martin, A. und Runge C.: Diskussionsbeitrag auf der Sitzung der Gesellschaft für Geburtshilfe und Gynäkologie zu Berlin 11. und 24. Juni 1887, in: Centralblatt für Gynäkologie 11, 1887, S. 468 u. 502.
[32] Walcher, G.: Ueber den gegenwärtigen Stand der Castrationsfrage, in: Medizinisches Correspondenz-Blatt des Württembergischen ärztlichen Landesvereins 57, 1887, S. 201-206, S. 201.
[33] Felt/Nowotny/Taschwer (1995), S. 71.

resse galt dabei der Frage, welchen Einfluss die Kastration auf den weiblichen Körper habe und bei welchen Krankheiten folglich ein Nutzen der Operation zu erwarten sei.

Neu an dem Verfahren war vor allem, dass gesunde Eierstöcke entfernt wurden. Das Ziel war dabei die Erlangung der „anticipierten Climax" der Patientin. Damit war die hinter dieser Operation stehende Rationale nicht mehr Heilung durch Entfernung eines kranken Organs, sondern die Beeinflussung des gesamten Organsystems durch die lokale Entfernung eines gesunden Körperteils. Welche Auswirkungen die (künstliche) Klimax auf den weiblichen Körper hat, war zu diesem Zeitpunkt keineswegs bekannt, sondern Gegenstand einer wissenschaftlichen Debatte, die durch die Kastration neu angefacht wurde. Hegar ging davon aus, dass mit Erlöschen der Ovarialfunktion die Menstruation sistiere. Dies war jedoch keineswegs eine von allen Gynäkologen zweifelsfrei anerkannte Tatsache. Noch umstrittener waren die Angaben über Veränderungen im seelischen Leben und im Stoffwechsel der Frau, die die Ausschaltung der Ovarialfunktion bewirken sollte.

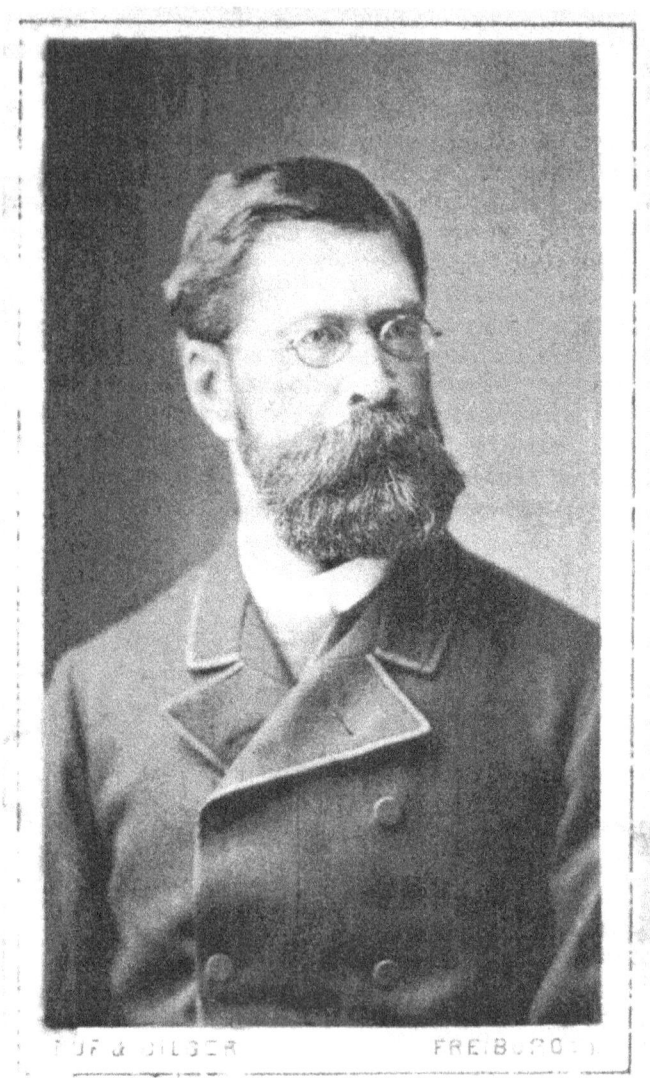

ALFRED HEGAR (1830 - 1914)

Quelle: UAF, Nachlass Alfred Hegar, C123

Der Protagonist

Alfred Hegar wurde am 6. Januar 1830 in Darmstadt als siebtes Kind des „Geheimen Medizinalrates" Johann August Hegar (1794 - 1882) und seiner Frau Karoline Stutzer geboren.[34] Sein Vater und dessen Bruder Ludwig Leonard Hegar (1789 - 1814) waren die ersten Mediziner in der Familie gewesen.[35] Alfreds Onkel Ludwig Hegar war, vermutlich begünstigt durch die Kontakte seiner Familie zum Darmstädter Hof, bereits im Alter von 22 Jahren zum Professor der Chirurgie und Geburtshilfe sowie zum Direktor der Entbindungsanstalt in Gießen ernannt worden und hatte damit die gynäkologische Tradition der Familie begründet.[36] Er starb jedoch bereits zwei Jahre nach seiner Berufung an einer Typhuserkrankung, die er sich als Lazarettarzt während der Napoleonischen Kriege zugezogen hatte. Alfreds Vater war zunächst ebenfalls als Militärarzt in der englischen Armee tätig gewesen, bevor er sich in seiner Heimat Darmstadt als praktischer Arzt niederließ. Alfred Hegar selbst begann sein Studium in Gießen, verbrachte Gastsemester in Heidelberg und Berlin und promovierte 1852 wiederum in Gießen „Ueber die Ausscheidung der Chlorverbindungen durch den Harn".[37] Nach Abschluss seines Studiums absolvierte Hegar zunächst ein halbes Jahr seiner praktisch-chirurgischen Ausbildung in Wien und wechselte dann in seine Heimatstadt zu dem für urologische und gynäkologische Operationen bekannten Chirurgen Gustav Simon.[38] Nach Abschluss dieser Ausbildung ließ Hegar sich in der väterlichen Praxis nieder, wo er als praktischer Arzt tätig war. 1858 heiratete er Eva Merck (1831 - 1889), die Tochter des Darmstädter Apothekers Emanuel Merck. Evas Vater hatte in der ererbten Apotheke 1827 mit der industriellen Produktion von Pharmaka begonnen und damit den Grundstein der Pharmafirma Merck gelegt.[39] Im Jahr nach der Eheschließung wurde Magdalena Hegar als erstes Kind der Familie geboren, bis 1873 kamen vier weitere Kinder zur Welt.[40] 34-jährig wurde Alfred Hegar 1864 schließlich aus seiner Praxis

---

[34] Johann August Hegar 1794-1882.
[35] Hegar, K.: Alfred Hegar, seine Abstammung und seine Familie, in: Deutsche medizinische Wochenschrift 56, 1930, S. 62.
[36] Prüll (1993), S. 61.
[37] Hegar, A.: Ueber die Ausscheidung der Chlorverbindungen durch den Harn, Diss. med., Gießen 1852.
[38] Gustav Simon (*1824 Darmstadt †1876 Heidelberg) Studium in Gießen und Heidelberg. Von 1848-1861 Militärarzt in Darmstadt, 1861 Professor für Chirurgie in Rostock, später in Heidelberg. Simon ist vor allem durch die von ihm erstmals 1869 durchgeführte Nephrektomie bekannt geworden.
[39] Auskunft der Firma Merck/Jon Baumgartner vom 20.07.2005.
[40] StadtAF, H 15769.

heraus als Nachfolger Spiegelbergs auf den Lehrstuhl für Gynäkologie und Geburtshilfe in Freiburg berufen, den er bis zu seiner Emeritierung 1904 innehatte. Bereits vor seinem Ausscheiden aus der Klinik war Hegar am 18. April 1904 zum Ehrenbürger der Stadt Freiburg ernannt worden.[41] Im folgenden Jahr gründete er zusammen mit W. A. Freund die „Oberrheinische Gesellschaft für Geburtshilfe und Gynäkologie", deren Vorsitzender er bis 1912 blieb.[42] In diesem Jahr verließ Hegar die Gesellschaft nach einem Streit über eine standesrechtliche Frage abrupt, nicht ohne das Thema ausführlich in den seit 1898 unter seiner Redaktion stehenden „Beiträgen zur Geburtshilfe und Gynäkologie" zu erörtern.[43]

Am 5. August 1914 starb Alfred Hegar auf seinem Altersruhesitz Schirkenhof bei Oberried in der Nähe von Freiburg.[44] Seine Arbeit als Gynäkologe führte sein jüngster Sohn Karl Hegar fort, der in Freiburg in der privaten Hegarklinik sowie als Belegarzt im St. Josefskrankenhaus tätig war.[45] Alfred Hegar hatte zeit seines Lebens die Nähe der Gynäkologie zur Psychiatrie betont. Als Psychiater knüpfte sein ältester Sohn August Hegar in mancherlei Hinsicht an die Arbeit des Vaters an.[46] Er beschäftigte sich von psychiatrischer Seite mit dem Problem der Sterilisation von Geisteskranken wie auch mit der Menstrualpsychose.[47]

---

[41] Seidler (1991), S. 221.
[42] Gründung der Oberrheinischen Gesellschaft für Geburtshilfe und Gynäkologie am 5. März 1905.
[43] Vgl. Hegar, A.: Bericht über die Angelegenheit Niebergall, in: Beiträge zur Geburtshilfe und Gynäkologie 18, 1913, S. 152, und Hegar A.: Der fahrlässige Abort, in: Beiträge zur Geburtshilfe und Gynäkologie 18, 1913, S. 307, sowie Hegar, A.: Die Angelegenheit Niebergall, in: Beiträge zur Geburtshilfe und Gynäkologie 18, 1913, S. 425.
[44] Huber (1982), S. 162.
[45] Karl Hegar 1873-1952, vgl.: Seidler (1991), S. 162.
[46] Hegar, August, Oberarzt in der Heil- und Pflegeanstalt bei Wiesloch: Beitrag zur Frage der Sterilisation aus rassenhygienischen Gründen, in: Münchner medizinische Wochenschrift 69, 1913, S. 243-247.
[47] Hegar, August: Zur Frage der sogenannten Menstrualpsychosen. Ein Beitrag zur Lehre der physiologischen Wellenbewegungen beim Weibe, in: Allgemeine Zeitschrift für Psychiatrie und psychisch-gerichtliche Medicin 88, 1901, S. 357-389.

Eingrenzung des Diskurses und Aufbau der Arbeit

Räumlich begrenzt sich die Arbeit auf den deutschen Sprachraum. Auf die angloamerikanische Kastrationsdebatte wird nur insoweit eingegangen, als sie die deutsche beeinflusste. Die zeitliche Eingrenzung ist weniger eindeutig, die Untersuchung beginnt mit dem Jahr der ersten deutschen Publikation zum Thema, also 1876. Das Ende des Untersuchungszeitraumes war schwerer festzusetzen, weil die Diskussion über Kastration bei Osteomalazie wesentlich länger andauerte als der Streit über die Kastration zur Heilung von Neurosen. Im Rahmen der Quellenanalyse wurden insgesamt 332 Artikel erfasst, die zum Kastrationsdiskurs gezählt werden können.[48] Bei der Verteilung der Anzahl von Artikeln pro Jahr ergaben sich Höhepunkte für die Jahre 1879, 1887 (dem Jahr der Einführung der Kastration bei Osteomalazie) und 1890. Danach sanken die Zahlen der Publikationen langsam ab, sodass das Ende des Kastrationsdiskurses etwa um 1900, für die Osteomalazie etwas später, datiert werden kann.

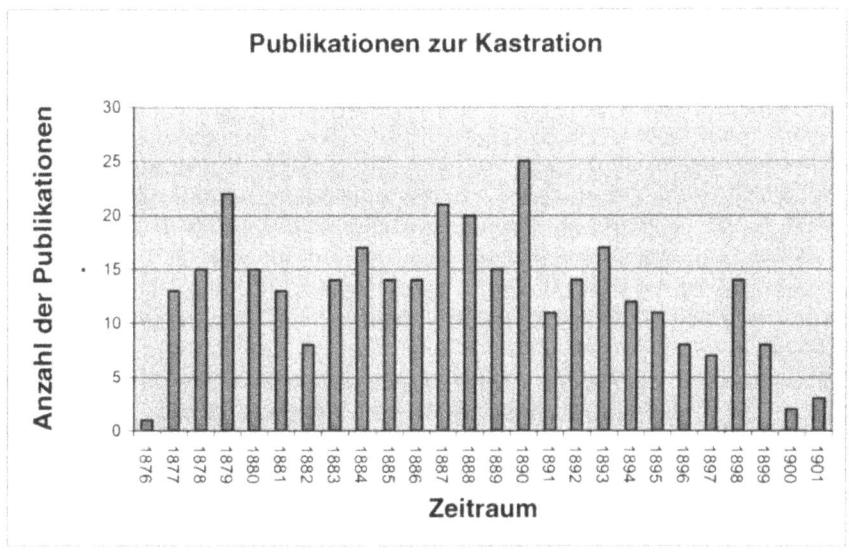

---

[48] Es handelt sich hierbei nicht ausschließlich um Originalartikel. Um den Diskurs nachzuvollziehen, wurde versucht, möglichst vollständig auch alle Rezensionen, Kritiken etc. zu erfassen. Da die überwiegende Mehrheit der statistisch ausgewerteten Artikel im Text zitiert ist, wurde auf eine gesonderte Auflistung der Titel verzichtet.

Verwendete Quellen

Diese Arbeit entstand aus dem Wunsch, Alfred Hegars Nachlass, der dem Universitätsarchiv Freiburg in den 1990er-Jahren zur Verfügung gestellt wurde, medizinhistorisch auszuwerten.[49] Relativ schnell wurde deutlich, dass das darin vorhandene Material nur episodische Einblicke in das Leben des Freiburger Gynäkologen erlaubt. Weitere Quellen konnten auch durch Kontaktaufnahme zur Familie Hegar nicht verfügbar gemacht werden.[50] Der Versuch, im Universitätsarchiv oder in der Universitätsfrauenklinik an Akten aus Hegars Amtsperiode zu gelangen, scheiterte ebenfalls. Die Aufzeichnungen aus Hegars Dienstzeit an der Universität Freiburg, den Jahren 1864 - 1904, fehlen vollständig. Grund hierfür ist wahrscheinlich, dass sie in die private Hegarklinik in der Wilhelmstraße in Freiburg verlagert und dort während des Zweiten Weltkrieges vernichtet wurden. Als weitere Möglichkeit, an biografisches Material über die Person Alfred Hegar zu gelangen, erbot sich das Freiburger Stadtarchiv, dessen Akten aber nur grobe Rückschlüsse auf Hegars familiäre Verhältnisse zuließen. Eine klassisch biografische Arbeit schied damit aus, die Quellenlage begünstigte vielmehr eine Annäherung an die historische Persönlichkeit Alfred Hegar in Form einer episodischen Darstellung des Arztes in seinem „kognitiv-sozialen" Kontext.[51] Ein wissenschaftsgeschichtlicher Ansatz, der vor allem den in Zeitschriften und Büchern publizierten Diskurs analysiert und durch die interessanten, aber unvollständigen Unterlagen aus dem Hegar-Nachlass ergänzt wird, erwies sich als fruchtbar. Damit tritt das Individuum Alfred Hegar ein Stück weit in den Hintergrund. Hegars Nachlass wurde jetzt vor allem für die Kapitel „Zur wissenschaftlichen Biografie Alfred Hegars" und „Hegars Netzwerk" verwendet. Als wertvollstes Material für eine Annäherung an die Person Alfred Hegar erwies sich hierbei die Korrespondenz zwischen Hegar und Wilhelm Alexander Freund. Aus der über 40 Jahre dauernden Freundschaft der beiden Gynäkologen sind zahlreiche Briefe Freunds sowie Abschriften von Hegars Briefen an Freund erhalten.[52] Die Hauptquellen dieser Arbeit waren medizinische Zeitschriften der Jahrgänge 1874 bis 1896. Insgesamt wurden sechs medizinische Periodika systematisch nach Artikeln zum Thema Kastration durchsucht, davon hatten vier Zeitschriften eine allgemeine Ausrichtung, zwei eine rein

---

[49] Der Nachlass Alfred Hegars findet sich im Universitätsarchiv Freiburg (UAF) unter der Signatur C123.
[50] Gespräch mit Udo Hegar, dem Ur-Enkel Alfred Hegars, am 12.08.2002 in Freiburg.
[51] Gradmann (1998), S. 246.
[52] UAF, Nachlass Alfred Hegar, C123, Brief Freund an Hegar 28.02.1885.

Brief von Wilhelm Alexander Freund an Alfred Hegar aus dem Jahr 1913. Der Nachlass Hegars umfasst 40 Jahre Korrespondenz zwischen den beiden Gynäkologen.

gynäkologische. Die meisten Artikel zum Thema Kastration wies das „Centralblatt für Gynäkologie" auf. Die umfänglicheren Forschungsarbeiten über Kastrationen wurden hingegen im „Archiv für Gynäkologie" und in der „Sammlung klinischer Vorträge" von Richard Volkmann veröffentlicht. Von den allgemeinen medizinischen Zeitschriften wurden die zur fraglichen Zeit wichtigsten ausgewählt: die „Deutsche medicinische Wochenschrift", die „Münchener medicinische Wochenschrift", die „Berliner klinische Wochenschrift" und die „Wiener medizinische Wochenschrift". Da Deutschland im 19. Jahrhundert als Zentrum medizinischen Wissens galt, waren diese Journale damals international angesehene Publikationsorgane. Das systematische Durcharbeiten der sechs Zeitschriften erlaubte es, chronologisch alle wichtigen Vorträge, Präsentationen und Artikel sowie deren Rezeption nachzuvollziehen. Anhand dieses Gerüstes konnte dann gezielt in weiteren Journalen nach Texten über die Kastration gesucht werden. Als zusätzliche gedruckte Quelle wurden gynäkologische Lehr- und Handbücher verwendet. Hervorzuheben ist das in vier Auflagen erschienene „Lehrbuch der operativen Gynäkologie" von Alfred Hegar und Rudolf Kaltenbach, das seinerzeit als gynäkologisches Standardwerk galt. [53]

---

[53] Hegar, A. – Kaltenbach, R.: Operative Gynäkologie mit Einschluß der gynäkologischen Untersuchungslehre, 1. Auflage, Stuttgart 1874; 2. Auflage, Stuttgart 1881; 3. Auflage, Stuttgart 1886; 4. Auflage, Stuttgart 1894.

Forschungsstand

Die grundlegenden medizinhistorischen Arbeiten zur Geschlechtergeschichte stammen von Esther Fischer-Homberger, die sich bereits früh mit frauenspezifischen „Krankheiten" und deren Behandlung im 19. Jahrhundert auseinandersetzte.[54] Durch Übersichtsarbeiten wie „Krankheit Frau" und weitere Texte hat sie in den 1970er-Jahren den Rahmen für zukünftige Forschungstätigkeit abgesteckt.[55] Das bislang am besten untersuchte Phänomen auf diesem Gebiet ist die Hysterie, anhand derer die feministische Geschichtsschreibung misogyne Tendenzen des späten 19. Jahrhunderts aufzeigte.[56] Zu diesen Arbeiten gehören unter anderem „Hysterie und Weiblichkeit", „Medizin und Geschlecht" und „Rebellion der Sinne".[57] Im Zusammenhang mit der Behandlung von frauenspezifischen „Erkrankungen" wurden von Marion Hulverscheidt verschiedene operative Therapieverfahren wie Beschneidungen und Uteropexie untersucht, die alle Arten von Abweichungen der Frau von der ihr zugedachten Rolle behandeln sollten.[58]

Der Frage nach Moden in der Medizin geht das Buch von Edward Shorter „Moderne Leiden" nach. Aus heutiger Perspektive gibt Shorter darin einen Überblick über medizinische „Irrwege" und ihre Verbreitung vornehmlich im 19. Jahrhundert.[59] Die Entstehung von Modediagnosen wie der Hysterie bis in die 1990er-Jahre hinein hat Elein Showalter in ihrem Buch „Hystorien" untersucht.[60] Dass gerade der psychiatrische Bereich der Medizin für solche „Modediagnosen" besonders anfällig ist, stellte Mark Micale in seinem Artikel „On the 'Disappearance' of Hysteria" fest.[61] Seine Arbeiten beschäftigen sich mit den nosologischen Veränderungen, denen der Hysteriebegriff um die Jahrhundertwende unterlag. In den letzten Jahren steht zunehmend die Untersuchung des Phänomens Hysterie beim Mann im Mittelpunkt der Hysterieforschung. Untersucht wurden die sozialen Bedingungen der Entstehung der Hysterie beim Mann sowie die gesellschaftlichen Auswirkungen der ab 1890 immer häufiger gestellten Diagnose „männliche Hysterie".[62]

---

[54] Fischer-Homberger (1969).
[55] Fischer-Homberger (1979).
[56] Misogyn = frauenfeindlich.
[57] Schaps (1983). Weickmann (1997). Schmersahl (1998).
[58] Hulverscheidt (2002).
[59] Shorter (1994).
[60] Showalter (1997).
[61] Micale (1993), S. 496.
[62] Lerner (2003), S. 2, Hofer (2004), S. 247ff.

Über Kastrationen im 19. Jahrhundert entstanden zwischen 1981 und 1984 drei Dissertationen am Medizinhistorischen Institut der Universität Erlangen.[63] Hauptziel dieser Arbeiten war es, das Ausmaß der tatsächlich durchgeführten Kastrationen nach Indikationen getrennt abzuschätzen. Es stellte sich heraus, dass die Anzahl der Kastrationen bei Fibromyomen und Osteomalazie wahrscheinlich sehr viel größer war als die Anzahl der Kastrationen, die wegen Hysterie durchgeführt wurden. Basierend unter anderem auf diesen Daten veröffentlichte Hans Simmer mehrere Aufsätze, die sich mit der Entdeckung der Sexualhormone beschäftigten.[64]

Kastrationen im 19. Jahrhundert auf dem amerikanischen Kontinent behandelt ein Aufsatz von Lawrence Longo. Unter dem Titel „The Rise and Fall of Battey's Operation. A fashion in surgery."[65] beschreibt Longo die Verbreitung der Operation durch Robert Battey, der erstmals 1872 auf dem Küchentisch seines Hauses eine 23-jährige Patientin kastriert hatte. Longos Arbeit kommt insofern Vorbildfunktion für den vorliegenden Text zu, als er seine Untersuchung ebenfalls sehr eng an einen Hauptakteur, Robert Battey koppelt.[66]

„The modern ovary" von Chandak Sengoopta beschäftigt sich mit der Kulturgeschichte des Ovars von 1840 bis Beginn der 1930er-Jahre, einem Zeitraum, so der Autor, in dem kaum ein anderes medizinisches Thema so vielschichtig und kontrovers diskutiert wurde wie die Funktion des Ovars.[67] Sengoopta spricht in seinem Text auch die historisch bislang weniger untersuchten Aspekte der Ovarialforschung an, wie den Zusammenhang zwischen Eierstockfunktion und Osteomalazie oder Brustkrebs.

In Bezug auf den Protagonisten der vorliegenden Arbeit, Alfred Hegar, ist neben zahlreichen Jubiläums- und Gedenkschriften in medizinischen Zeitschriften lediglich auf die 1969 erschienene Dissertation von Klaus Hadamovsky zu verweisen, der die Arbeiten Hegars zusammengefasst und katalogisiert hat.[68]

---

[63] Burger (1984). Blönningen (1980). Funk (1984).
[64] Simmer (1983). Simmer (1969).
[65] Longo (1979).
[66] Robert Batteys Nachlass: Special Collections Department, Robert W. Woodruff Library, Emory University, Atlanta, Georgia 30322.
[67] Sengoopta (2000).
[68] Hadamovsky (1969).

TEIL 1

ARZT UND FRAU IM 19. JAHRHUNDERT

Eine Beziehung in ihrem gesellschaftlichen Kontext

I. 1 Frauenbilder

Auf das Ende des 19. Jahrhunderts herrschende Frauenbild einzugehen, ist aus zwei Gründen interessant. Zum einen, weil die Frau das „Forschungsobjekt" derjenigen war, die die Kastrationen durchführten und ihre Wirkung erforschten, zum anderen, weil die Frau aber auch „Subjekt" war, das sich dieser Therapie unterzog. Die Beobachtungen, die der Arzt als Forscher an seinen kastrierten Patientinnen machte, waren, genau wie deren Erwartungen an den Arzt, beeinflusst vom sozialen Umfeld, in dem beide lebten, nach Fleck also dem Denkstil des zeitgenössischen Alltagskollektives.

Als Ursache für das misogyne Frauenbild des fin-de-siécle wird häufig der Umbruch der gesellschaftlichen Ordnung im Zuge der Industrialisierung angesehen. Über Jahrhunderte festgeschriebene soziale Verbände und Konventionen lösten sich in dieser Zeit großer Umwälzungen und Migration auf. Für die individuelle Lebenssituation der Menschen bedeutete dies Zwang zur Neuanpassung, häufig auch wirtschaftliche Unsicherheit. Während größere soziale Verbände wie Dorfgemeinschaften etc. zerbrachen, bekam das bürgerliche Familienmodell eine immer größere Bedeutung als Einheit, die einerseits Sicherheit bieten konnte, andererseits klein genug war, um sich flexibel den neuen Gegebenheiten anzupassen. In ihrem Buch „Bürgerinnen und Bürger" beschreibt Ute Frevert, wie es „in der bürgerlichen Gesellschaft zu einer unaufhebbaren Trennung zwischen Familie und Öffentlichkeit" kam.[69] Sie vertritt die These, dass mit zunehmender staatlicher Reglementierung des öffentlichen Lebens das archaische Prinzip des Rechtes des Stärkeren in den abgeschlossenen Raum Familie zurückgedrängt wurde, wo die Frau körperlich, wirtschaftlich und im Bildungsstand dem Mann unterlegen war. Während dieser im öffentlichen Leben stand, war die Aufgabe der Frau die Führung des Haushaltes sowie die Pflege und Erziehung der Kinder, die in einer vom „Sittenzerfall" bedrohten Umwelt aufwuchsen. Diese Aufgabenverteilung implizierte, dass die (bürgerliche) Frau auf dem freien Arbeitsmarkt praktisch nicht auftauchte. Für den Mann bedeutete dies den weiteren Vorteil, auf dem Arbeitsmarkt nicht mit weiblichen Kräften konkurrieren zu müssen. Verschiedene Gründe sprachen also dafür, die Frau zu einem Wesen zu erklären, das schon aufgrund seiner biologischen Voraussetzungen vornehmlich zur Reproduktions- und Hausarbeit geeignet war. Während im Mittelalter moraltheologisch argumentiert worden war, um die passiv-abhängige Stellung der Frau festzuschreiben, bediente man sich nun im Zeichen von Tech-

---
[69] Frevert (1988), S. 36.

nisierung und Fortschritt neuer, säkularisierter Legitimierungsmechanismen.[70] Die geistige Überlegenheit des Mannes und seine Vormachtstellung sollten wissenschaftlich, also in erster Linie biologisch oder medizinisch gerechtfertigt werden. Zahlreiche Untersucher machten sich daran, das menschliche Gehirn zu wiegen, die Anordnung der Gehirnwindungen zu analysieren und schließlich „wissenschaftlich" zu begründen, dass die Frau schon aufgrund ihres geringeren Gehirngewichtes dem Mann intellektuell unterlegen sein müsse. Dieses Argument wurde politisch sowohl von Gegnern als auch von Befürwortern der Frauenemanzipation verwendet. So schrieb August Bebel in seinem Buch „Die Frau und der Sozialismus", in dem er für eine Art maternale Urgesellschaft eintrat:

> „Bei fast allen wilden und in der Barbarei lebenden Völkern sind die Unterschiede in dem Gewicht und der Größe des Gehirns geringer als bei den Völkern der Zivilisation."[71]

Er wollte damit getreu der These „das Sein bestimmt das Bewusstsein" zeigen, dass die geistige Unterlegenheit der Frau keine unabänderliche Tatsache sei, sondern bei entsprechender Förderung des weiblichen Geschlechtes durchaus überwindbar sei. Das stritten auch Emanzipationsgegner nicht ab, sahen es aber im Gegensatz zu Bebel gar nicht als wünschenswert an, dass die Frau dem Mann intellektuell ebenbürtig werde, denn, so der Neurologe Paul Möbius: „Wollen wir ein Weib, das seinen Mutterberuf erfüllt, so kann es nicht ein männliches Gehirn haben."[72]

Neben Neurologen und Psychiatern waren es auch Frauenärzte, die sich bemühten, die Lehre von der geistig unterlegenen Frau wissenschaftlich zu legitimieren. Manches gynäkologische Lehrbuch legte seine Priorität eher auf Hirnmasse als auf Beckenmaße. So schrieb der Wiener Frauenarzt Hermann Beigel in der programmatischen Einleitung seines neuen Lehrbuches:

> „Gewiss kann es nicht geläugnet werden, dass die Gedankenrichtung des Weibes sich von der des Mannes wesentlich unterscheidet. Wir vermissen in ihr im Allgemeinen sowohl die Tiefe als den Umfang, sie ist weder so kritisch noch so ausdauernd als die des Mannes, wird aber durch die Region das Empfindens so compensirt, dass das Ge-

---

[70] Honegger (1989), S. 185.
[71] Bebel, A.: Die Frau und der Sozialismus, 2. Nachdruck der Jubiläumsausgabe von 1929 (Erstausgabe 1879), Berlin 1977, S. 26.
[72] Möbius, P.: Über den physiologischen Schwachsinn des Weibes, 4. Auflage, Halle 1902, S. 23.
Die erste Auflage von Möbius' Buch erschien 1901, die 4. Auflage bereits ein Jahr später, was die Popularität seines Textes deutlich macht.

fühlsleben des Mannes mit dem des Weibes durchaus keinen Vergleich aushält."[73]
Wissenschaftlich untermauerte Beigel seine Ansicht (wie viele andere) durch eine Hirngewichts-Tabelle, die den Unterschied zwischen Männern und Frauen genau protokollieren sollte.

Bezüglich des Unterschiedes im Gewichte des Gehirnes des Mannes und des Weibes hat Huschke die von Tiedemann und Peacock gefundenen Resultate in folgender Tabelle zusammengestellt:

	Lebensjahr	beim Manne Gramm	beim Weibe Gramm	Differenz Gramm
zwischen dem	10. und 20.	1411	1219	192
„	„ 20. „ 30.	1419	1260	159
„	„ 30. „ 40.	1424	1272	152
„	„ 40. „ 50.	1406	1272	134
„	„ 50. „ 60.	1398	1239	159
„	„ 60. „ 70.	1291	1219	82
„	„ 70. „ 80.	1254	1129	125
„	„ 80. „ 90.	1303	1186	117

Dieser Unterschied ist allerdings nicht nur bei den beiden Geschlechtern der europäischen Völkerschaften constatirt, findet vielmehr auch bei ausser-europäischen Raçen in folgender Weise[1]) statt:

	Weib		Mann
Asiatische Kaukasier	1	zu	$1_{/270}$
Europäer	1	„	$1_{/168}$
Mongolen	1	„	$1_{/129}$
Malayen	1	„	$1_{/082}$
Amerikaner	1	„	$1_{/079}$
Neger	1	„	$1_{/071}$

Aus den in der Tabelle enthaltenen Daten leitete Beigel ab,
„dass in dem Verhältnisse, als die Vollkommenheit der Race zunimmt, auch der Abstand der Geschlechter in Beziehung auf den Inhalt der Schädelhöhle steigt, und namentlich der Europäer die Europäerin weit mehr überragt als der Neger die Negerin. (...) Je mehr wir zurückgehen in die ungebildeten oder uncivilisierten Racen, desto mehr wird die Arbeit des Weibes, sowohl in geistiger

---

[73] Beigel, H.: Die Krankheiten des weiblichen Geschlechtes Bd. 1, Erlangen 1874, S. 5.

als auch körperlicher Beziehung, der des Mannes ähnlich und die Veranlassung für die verschiedene Ausbildung des Körpers sowohl als des Geistes, fällt zum grössten Theile fort. Ganz anders verhält sich die Sache, wenn wir die Verschiedenheit zwischen männlichen und weiblichen Individuen vom rein anatomischphysiologischen Standpunkte auffassen und die Resultate erwägen, welche wir durch Berücksichtigung in der Verschiedenheit des Baues und der Entwicklung, sowie der durch diese Verschiedenheit bedingten Functionen erzielen. Schon bei oberflächlicher Betrachtung ist es nicht schwer einzusehen, dass der männliche Körper für das active, der weibliche für ein passives Leben eingerichtet ist, oder, da wir die Zweckmässigkeit in der Natur zum wenigsten nicht als a priori ausgemacht voraussetzen wollen, formuliren wir den Satz lieber so, dass das männliche Individuum aus anatomisch-physiologischen Gründen im Stande ist, ein actives Leben zu führen, während das Weib aus denselben Gründen sich mehr auf die Passivität beschränken muss."[74]

In diesem kurzen Abschnitt formulierte Beigel bereits wesentliche Elemente des zeitgenössischen Frauenbildes, hinzu kam, dass man davon ausging, dass das seelische Leben der Frau in weitaus höherem Maße durch körperliche Prozesse gesteuert sei, als dies beim Mann mit seiner stärker ausgeprägten Ratio der Fall sei. Insbesondere den Reproduktionsorganen kam hierbei große Bedeutung zu. Aus dieser Tatsache leiteten Frauenärzte eine Ausweitung ihres Kompetenzbereiches auf primär psychische Vorgänge ab. So erstreckten sich Beigels Untersuchungen auch auf die Erforschung der Ursachen von „Wahnsinn". Seinen Erfahrungen nach sollte dieser bei Frauen im Wesentlichen durch gynäkologische Erkrankungen hervorgerufen werden.[75] Als häufigste Ursache führte er das „Versiegen und Störungen der Menstruation", gleich gefolgt von Schwangerschaften an. Die dritthäufigste Ursache für Wahnsinn bei Frauen sollte, laut Beigel, die Hysterie sein, die bei Männern nicht vorkam. Frauen sollten auch doppelt so häufig wie Männer von „Wahnsinn" infolge von „Onanie und Ausschweifungen" betroffen sein. Beim männlichen Geschlecht stellte hingegen „Ehrgeiz" den Hauptgrund für „Wahnsinn" dar, eine Regung, die bei Frauen entweder gar nicht vorkommen oder sie zumindest nicht krank machen sollte. Genauso wenig wie „politische Ereignisse", die ebenfalls nur Männer in den Wahnsinn trieben. Auch Religion und Liebe gegenüber war, laut Beigel, die männliche Psy-

---

[74] Beigel, H.: Die Krankheiten des weiblichen Geschlechtes Bd. 1, Erlangen 1874, S. 8f.
[75] Belgel, H.: Die Krankheiten des weiblichen Geschlechtes Bd. 1, Erlangen 1874, S. 13.

che anfälliger und das obwohl, wie wenige Seiten zuvor festgestellt, „das Gefühlsleben des Mannes mit dem des Weibes durchaus keinen Vergleich aushält."[76] In Bezug auf den „religiösen Wahnsinn" argumentierte Beigel an dieser Stelle im Sinne der mittelalterlichen Misogyniedebatte, die ihre Frauenfeindlichkeit mit der mangelnden Glaubensfestigkeit des weiblichen Geschlechtes begründet hatte. Seit der Schöpfungsgeschichte und schon per etymologischer Definition (fe = fides = Glaube, minus = weniger, femina = weniger Glauben) festgeschrieben, war die Frau in dieser Hinsicht mangelhaft ausgestattet.[77]

Das herrschende Frauenbild hatte insoweit eine Bedeutung für die Kastrationsfrage, als dass die Definitionsmacht, die körperlichen Merkmalen, insbesondere den Reproduktionsorganen, über die Frau zugeschrieben wurde, es erst ermöglichte, dass auch „Krankheiten" wie die Hysterie mit gynäkologischen Therapien wie der Kastration behandelt wurden. Zudem machte es die unterprivilegierte Stellung der Frau den Gynäkologen vermutlich leichter, eine Operation durchzusetzen, deren Wirkmechanismus unklar war und die anfänglich mit einer Mortalitätsrate von bis zu 35 % einherging.[78] Besonders deutlich wurde dies in den USA, wo sehr früh und in hohem Ausmaß gynäkologische Operationen durchgeführt wurden. Mit der Ovariotomie fanden die Amerikaner erstmals Anschluss an die europäische Medizin. Zur „Erprobung" solcher risikoreichen Eingriffe stand den Operateuren dort mit den schwarzen Sklavinnen ein gleich in zweierlei Hinsicht unterprivilegiertes Patientinnengut zur Verfügung.[79]

Ob sich das Frauenbild zwischen 1876 und 1895 veränderte und ob dies zum Verlassen der Kastration beitrug, muss ambivalent beurteilt werden. Zum einen konnte die sich formierende Frauenbewegung mit ihren Forderungen nach besseren Schulen für Frauen und universitärer Bildung sowie der Teilnahme am politischen Leben einige Erfolge erzielen. Beispielsweise ließ Alfred Hegar 1894, obgleich er in der Öffentlichkeit das Frauenstudium ablehnte, mit Constanze Gelderblom die erste

---

[76] Beigel, H.: Die Krankheiten des weiblichen Geschlechtes Bd. 1, Erlangen 1874, S. 5.
[77] Fischer-Homberger (1979), S. 35.
[78] Anonym: Ueber die Resultate von 15 Kastrationsfällen, in: Wiener medizinische Wochenschrift 30, 1880, S. 1212.
[79] Von dem Busch, G.: Ueber Ovariotomie von Fleewood Churchill. (Eine in der Gesellschaft für Geburtshülfe zu Dublin gehaltene Vorlesung. Aus dem Dubliner Journal of med. Science, Mai 1844, p. 371), in: Neue Zeitschrift für Geburtskunde 18, 1845, S. 89-92.

Frau zur Promotion an seinem Lehrstuhl zu.[80] Zum anderen führte der Druck aus der Frauenbewegung jedoch auch zu einer Radikalisierung der Positionen, die in frauenfeindlichen Auswüchsen wie dem Buch von Paul Möbius „Über den physiologischen Schwachsinn des Weibes" aus dem Jahr 1900 gipfelten. Auf 24 Seiten polemisierte der wissenschaftlich durchaus anerkannte Neurologe darin gegen die Frauenemanzipation und versuchte darzulegen, warum die Frau mit ihrem allenfalls rudimentär ausgeprägten Verstand zu ihrem eigenen und dem gesellschaftlichen Wohl ausschließlich dem Mutterberuf nachgehen solle.

Zum Verlassen der Kastrationstherapie trug vermutlich bei, dass die Bedeutung, die man den Reproduktionsorganen auf die Psyche der Frau zumaß, um die Jahrhundertwende abnahm und die geistige Gesundheit beider Geschlechter vermehrt in den Zuständigkeitsbereich der Psychiatrie fiel.

---

[80] Inaugural-Dissertation mit dem Titel: Die Walchersche Hängelage und ihre praktische Bedeutung bei geburtshülflichen Operationen, vorgelegt von Constance Auguste Gelderblom am 30.11.1894.

I. 2 Hysterie

Der epidemische Ausbruch der Hysterie im 19. Jahrhundert hat in den Arbeiten zur Geschlechtergeschichte zahlreiche Erklärungsmuster gefunden. In einem der frühen Texte über Hysterie interpretierte Caroll Smith-Rosenberg die Symptome der Frauen als „Wildwucherungen von Merkmalen und Verhaltensweisen, die gewöhnlich bei Mädchen gefördert wurden".[81] Sie meinte damit den vollständigen Ich-Verlust der Hysterikerinnen und die totale Hinwendung nach außen. In der Forschungsliteratur wurde die Diagnose „Hysterie" einerseits als Diffamierung der Frau verstanden, die aus der ihr zugeschriebenen Rolle herausfiel. Umgekehrt betonen andere Arbeiten, dass der Hysterie als Krankheit gewissermaßen exkulpierende Funktion für weibliches „Aus-der-Rolle-Fallen" zukam. Entsprechend wurde auch der Arzt einmal als Komplize der Frau bei ihrem Ausbruch aus der familiären Enge gesehen, das andere Mal als Verbündeter des Mannes, mit dessen Hilfe die Frau diszipliniert werden sollte. Regina Schaps gehört zu jenen Autorinnen, die in der Hysterie eine Möglichkeit für die Frau sahen, ihrem „Drang nach eigener Produktivität und einer außerfamiliären Öffentlichkeit" nachzugeben.[82] Während Familie und Reproduktion, zumindest für die bürgerliche Frau, eine übergeordnete Bedeutung hatten, wurde weibliche Sexualität im 19. Jahrhundert stark tabuisiert, weitgehend sogar negiert.[83] Zum Ausdruck kommt dies auch in gynäkologischen Arbeiten wie Hegars „Der Geschlechtstrieb", wo es heißt: „Ist der Copulationstrieb beim Weibe geringer, so besteht dagegen ein viel grösseres Verlangen nach Fortpflanzung, welcher selbst den entschiedenen Widerwillen mancher Frauen gegen den Begattungsakt zu beseitigen vermag."[84] Ähnliches brachte Hermann Fehling zum Ausdruck, als er schrieb: „Ohnehin weiss jeder Frauenarzt, dass es eine immense Zahl von Frauen giebt, die keinen eigentlichen Trieb und Erregung haben, sondern nur mechanisch ihrer Pflicht genügen."[85]

Im hysterischen Anfall, dessen Gebärden häufig eindeutig sexuelle Konnotationen trugen, konnte dieses Tabu weiblichen Begehrens gebrochen werden. Indem Ärzte ihren Patientinnen Raum boten, manchmal, wie Charcot, eine regelrechte Bühne, um ihr Aufbegehren in einer durch den Mediziner sanktionierten Form auszuleben, erweiterten Ärzte ihre

---
[81] Smith-Rosenberg (1981), S. 293.
[82] Schaps (1983), S. 131.
[83] Honegger (1989), S. 187.
[84] Hegar, A.: Der Geschlechtstrieb, Stuttgart 1894, S. 7.
[85] Fehling, H.: Ein Kaiserschnitt nach Porro bei Osteomalacie mit günstigem Ausgange, in: Archiv für Gynäkologie 20, 1882, S. 407.

eigene Deutungsmacht über Gesundheit und Krankheit erheblich.[86] Charcot hypnotisierte seine Patientinnen, die dann zuverlässig die Symptome der von ihm beschriebenen „Hysterie ovarienne" reproduzierten.[87] In anderen Fällen war es weniger offensichtlich, wie stark sich Erwartung des Arztes und Krankheitsausdruck der Patientin gegenseitig bedingten. Bereits im 16. und 17. Jahrhundert hatten Mediziner ihren sozialen Einfluss vergrößert, indem sie gegen Hexenverbrennungen mit dem Argument vorgegangen waren, es handle sich bei den auf dem Scheiterhaufen verbrannten Frauen häufig nicht um tatsächliche Hexen, sondern um „Hysterikerinnen". Symptome wie die Unempfindlichkeit gegen „diagnostische Nadelstiche", die man als „stigma diaboli" betrachtete, oder Krämpfe und Erstickungsanfälle, die an „Hexen" beobachtet wurden, könnten, so die Ärzte, ebenso Folge einer uterinen Erkrankung sein. Eine Unterscheidung sei nur durch einen geübten Arzt möglich.[88] Wo immer also frauenfeindliche Tendenzen auftraten, tauchte auch die antike Präidee von der Hysterie auf.[89] Die älteste Beschreibung hysterischer Symptome findet sich im Kahun-Papyrus um circa 1900 vor Christus.[90] Die Griechen Platon (427 - 347 v. Chr.) und Hippokrates (ca. 460 - 375/71 v. Chr.) waren der Auffassung, die Gebärmutter (= Hystera) sei ein bewegliches Gebilde, das im Körper der Frau umherschweife und dort Symptome wie Atemnot, Erstickungsgefühl und Delirien hervorrufe.[91] Die Ursache der Hysterie wurde seit jeher im Geschlechtsleben der Frau gesucht. Allerdings konnte man sich keine einheitliche Meinung darüber bilden, ob nun ein Zuviel oder Zuwenig an geschlechtlicher Betätigung zum Ausbruch der Krankheit führe. Entsprechend widersprüchlich waren die Empfehlungen zur Therapie. Sie reichten vom Rat, die Jungfräulichkeit möglichst lange zu wahren, bis zu der Empfehlung Galens (129 - 210 n. Chr.), den Geschlechtsverkehr regelmäßig auszuführen, da es sonst zu einer Retention des weiblichen (und männlichen) Samens käme, der die Symptome der Hysterie hervorriefe.[92] Mit Beginn der Neuzeit und der Aufklärung wurde die Vernunft zur wichtigsten menschlichen Eigenschaft und die hysterischen Symptome bekamen durch Autoren wie Thomas Sydenham und Charles Lepois eine neurolo-

---

[86] Vgl. Didi-Huberman (1997).
[87] Lamott (2001), S. 73.
[88] Vgl. Fischer-Homberger (1979), S. 39.
[89] Als Präidee bezeichnet Fleck Vorstellungen, die vor langer Zeit entstanden sind und als Begriff trotz aller Veränderungen des Denkstiles weiterbestanden, jedoch mit neuem Inhalt gefüllt wurden.
[90] Weickmann (1997), S. 22.
[91] Föllinger (2005), S. 448.
[92] Föllinger (2005), S. 449.

gische Ätiologie.[93] Damit wurde auch eine Erkrankung des Mannes an Hysterie prinzipiell möglich. Neben der nervalen Erklärung der Hysterie bestand die Vorstellung von der uterinen Genese der „Erkrankung" allerdings weiterhin fort. Im 19. Jahrhundert, mit der Renaissance der Hysterie, wurden beide Theorien auf wunderbare Weise miteinander verknüpft. Man verstand die Hysterie als Geistesstörung, die bei entsprechender Disposition durch Nervenreizung hervorgerufen werden konnte. Diese Reizung eines durch Vererbung und von Geburt an schwachen Nervensystems ging meist von den Geschlechtsorganen, seltener von Sinnesorganen wie beispielsweise der Nase aus. Maßgeblich an der Wiederentdeckung der „Krankheit" beteiligt war der Pariser Neuropathologe Jean-Martin Charcot (1825 - 1893). Charcot war seit 1862 Chefarzt an dem Pariser Armenspital „Salpêtrière". Unter den rund 4.000 dort eingepferchten Patienten konnte er bei vielen Frauen die Symptome der Hysterie entdecken. Neben Sensibilitätsstörungen (Anästhesien genauso wie Hyperästhesien), Neuralgien, Rückenschmerzen, Herzklopfen und Beklemmungsgefühl war das spektakulärste Symptom der hysterische Krampfanfall, den Charcots Patientinnen quasi auf Verlangen regelmäßig den erstaunten Zuschauern aus der ganzen Welt präsentierten. Charcot glaubte, diese Anfälle durch Druck auf die schmerzhafte Ovarialgegend der Patientinnen auslösen zu können. Er schuf damit die „Hystérie ovarienne", eine Subform der Hysterie, die ihm wider Erwarten nicht die ungeteilte Zustimmung der Gynäkologen einbrachte. Auf der „Sitzung der Gesellschaft für Geburtshülfe und Gynaekologie zu Berlin" im Dezember 1882 wurde seine Theorie ganz erheblich in Zweifel gezogen. Die Gesellschaft war der Ansicht, sie könne schon deshalb nicht stimmen, weil sich auf die von Charcot beschriebene Weise gar kein Druck auf das Ovarium ausüben lasse. Dies gehe, wie jeder Gynäkologe wisse, „nur bei der combinirten Untersuchung", einer Prozedur, die die Frauenärzte gerade eben erst zu ihrem diagnostischen Standard erhoben hatten.[94] Problematisch war bereits damals, dass es sich bei der Hysterie um ein ebenso schillerndes wie schlecht definiertes Krankheitsbild handelte. Einen historisch konstanten Hysteriebegriff gibt es, wie Mark Micale hervorhebt, ohnehin nicht.[95] Aber selbst innerhalb einer Epoche gingen die Krankheitsbeschreibungen weit auseinander. Als Trend erkennbar ist jedoch, dass sich die Hysteriedefinition in der zweiten Hälfte des 19. Jahrhunderts in Richtung somatischer Erscheinungsbilder veränder-

---

[93] Weickmann (1997), S. 37.
[94] Anonym: Sitzungsbericht der Gesellschaft für Geburtshülfe und Gynaekologie zu Berlin am 8.12.1882, in: Berliner klinische Wochenschrift 20, 1883, S. 621.
[95] Micale (1990).

te, eine Entwicklung, die sich in der Psychiatrie um die Jahrhundertwende wieder ins Gegenteil verkehrte.[96] Die Verwirrung um die Hysterie brachte ein zeitgenössischer Lexikonartikel zum Ausdruck, der das Phänomen kurzweg als Ausschlussdiagnose definierte, die angenommen wurde, „wo keine andere bestimmte Krankheit trotz aller genauen Untersuchung nachgewiesen werden kann."[97] Der Autor dieses Artikels betrachtete die Hysterie als eine funktionelle Krankheit, für die, zumindest mit den damals zur Verfügung stehenden Mitteln, kein morphologisches Korrelat gefunden werden könne. Er äußerte sich jedoch zuversichtlich, dass die Forschung bald imstande sei, den Symptomenkomplex Hysterie durch eine Reihe organisch begründeter Krankheiten zu ersetzen.

Wenngleich viele Symptome später neu entdeckten Krankheiten zugeordnet werden konnten, die Diagnose Hysterie blieb bestehen. Durch Charcots berühmtesten Schüler Sigmund Freud wurde ihre Ätiologie zwischen 1885 und 1895 jedoch von einer somato-traumatischen in eine psycho-traumatische verschoben und damit den Gynäkologen die Therapierechtfertigung entzogen.[98] Ohnehin schien es den Ärzten, als habe die „Krankheit" seit den 1880er-Jahren begonnen, andere Bevölkerungsgruppen zu befallen. Inwieweit es tatsächlich zu einem sozialen Abstieg der Hysterie von der Krankheit der bürgerlichen Frau zur Erkrankung der schlecht ernährten Proletarierin kam, ist schwer zu beurteilen. Wie Dorion Weickmann schreibt, könnte diese Entwicklung auch auf den veränderten Blickwinkel der Ärzte zurückzuführen sein, die seit Einführung der allgemeinen Krankenversicherung 1883 zunehmend auch Patienten der unteren Schichten behandelten. Um die Jahrhundertwende ergriff die Hysterie vermehrt auch das männliche Geschlecht. Das medizinische Interesse verlagerte sich zum männlichen Hysteriker.[99] Ziel der Therapie wurde zunehmend die Wiederherstellung der Arbeitskraft beziehungsweise - im Ersten Weltkrieg – der Kampfkraft.[100] Die individuelle Genesung stand hinter dem Wohl des Volkskörpers zurück.

---

[96] Bleker (1993), S. 367f.
[97] Arndt, R.: »Hysterie«, in: Eulenburg, Real-Encyclopädie der gesamten Heilkunde, Wien/Leipzig 1887, S. 180 - 213, S. 181.
[98] Kohl (2001).
[99] Lengwiler (2000), S. 77.
[100] Hofer (2004), S. 245ff.

I. 3 Der Arzt in der Gesellschaft

Im folgenden Abschnitt werden soziale Stellung, Aufgaben und Selbstverständnis des Gynäkologen im 19. Jahrhundert behandelt. In diesem Zusammenhang gilt es außerdem die Frage zu beantworten, warum Frauen bereit waren, sich einem Arzt anzuvertrauen und eine Operation durchführen zu lassen, die zumindest anfänglich mit einer sehr hohen Letalität behaftet war und deren Wirkungsweise noch weitgehend im Dunkeln lag.

Aus heutiger Sicht erscheint es uns selbstverständlich, den Arzt als Experten für Körperempfindungen und Krankheit aufzusuchen, tatsächlich ist dies jedoch erst eine relativ neue Entwicklung. Wie Claudia Huerkamp in ihrem Buch „Der Aufstieg der Ärzte im 19. Jahrhundert" beschreibt, baute der akademische Arzt erst im 19. Jahrhundert sein Deutungs- und Behandlungsmonopol über Gesundheit und Krankheit aus.[101] Die Machtverhältnisse zwischen Arzt und Patient wandelten sich damals grundlegend: Der Mediziner wurde innerhalb eines Jahrhunderts vom Bediensteten der Oberschicht zum mächtigen Experten für Gesundheit befördert.[102] Dieser Machtzuwachs gründete sich sowohl auf die zunehmende fachliche Überlegenheit des akademischen Arztes über andere Heilberufe als auch über soziale Faktoren. Zu Anfang des 19. Jahrhunderts konnte die akademische Ärzteschaft kaum Heilerfolge vorweisen, die solche von Laienheilern übertroffen hätten. Entsprechend lohnte es sich für weite Teile der Bevölkerung kaum, die teuren Dienste studierter Mediziner in Anspruch zu nehmen. Sie begaben sich wenn in Betreuung durch andere Heilkundige. Für Frauenkrankheiten waren meist Hebammen zuständig. Nur Wohlhabende ließen sich von universitär gebildeten Ärzten behandeln und traten gleichsam als deren Gönner auf. Dies änderte sich im Laufe des 19. Jahrhunderts einerseits durch die Vermehrung theoretischer Erkenntnisse, im Wesentlichen aber dadurch, dass die akademische Medizin praktischer wurde und Hilfsmittel zur Krankenversorgung wie das Stethoskop, der Gipsverband etc. entwickelt und eingesetzt wurden. Zur Benutzung dieser Geräte waren nur die gelehrten Ärzte ausgebildet. In der Gynäkologie war beispielsweise die Einführung des Speculums zum routinemäßigen Gebrauch ein wichtiger Schritt auf dem Weg zur Überlegenheit der akademischen Medizin.[103]

---

[101] Huerkamp (1985).
[102] Huerkamp (1989), S. 57.
[103] Fischer-Homberger (1979), S. 27.

Ihre universitäre Bildung verschaffte der Ärzteschaft Kontakte zur Obrigkeit, sodass es ab Mitte des 19. Jahrhunderts zu einem beachtenswerten Schulterschluss zwischen Ärzten und staatlichen Stellen kam, die den wohlhabenden Privatmann als Auftraggeber ablösten. Der Arzt hatte fortan neue Kompetenzen: Er trat als Armenarzt und in Spitälern auf, die jetzt nicht mehr nur zur Pflege Armer und Kranker dienten, sondern einen kurativen Anspruch entwickelten.[104] Spätestens aber mit Einführung der Sozialversicherungen, für die der Arzt als Gutachter tätig war, war er zu einer Autorität herangewachsen, die bei Krankheit nicht mehr ohne Weiteres übergangen werden konnte.

Wenngleich sich auch viele kleinere Kliniken am Kastrationsdiskurs beteiligten, wurde die überwiegende Mehrheit der Patientinnen an Universitäts- und anderen großen Kliniken operiert. Damit erschloss erst das Spitalwesen und die Einführung der Krankenversicherung dem akademischen Arzt das Krankengut für die Durchführung seiner Operationen an den Eierstöcken.[105] Die hospitalisierten Patientinnen waren zudem in weitaus höherem Maße ärztlicher Macht ausgeliefert als Frauen, die zu Hause behandelt und von Familienangehörigen gepflegt wurden. Nicht nur der gesamte Tagesablauf wurde durch das Spitalpersonal kontrolliert, auch der Entscheidungsprozess der Patientin für oder gegen eine Behandlung war von anderen Faktoren beeinflusst, als dies im häuslichen Umfeld der Fall gewesen wäre. Von Hegar ist beispielsweise bekannt, dass er von ihm kastrierte Frauen nach erfolgreicher Behandlung als Krankenwärterinnen einstellte.[106] Dies hatte nicht nur den Vorteil, dass sie ihm zum Zwecke der Nachbeobachtung und zur Präsentation vor Kollegen zur Verfügung standen. Sie waren auch ermunterndes Vorbild für all jene Frauen, denen zur Heilung ihrer Erkrankung nur die Kastration angeboten werden konnte.

Dass es sich bei den kastrierten Frauen tatsächlich meist um finanziell schlechter gestellte Patientinnen handelte, die erst durch das Spitalwesen in den Genuss eines studierten Arztes kamen, lässt sich anhand der veröffentlichten Fallberichte belegen, die häufig den Beruf

---

[104] Vögele/Woelk/Schürmann (2001), S. 405.
[105] Einführung der allgemeinen Krankenversicherung durch das Krankenversicherungsgesetz vom 31.05.1883, zuvor war ein Teil der Bevölkerung bereits durch sogenannte „Hilfskassen" abgesichert. Vgl. dazu: Binder (1999), S. 29ff.
Vgl. Eulner (1970), S. 293. Eulner zeigt auf, dass die meisten neu erbauten Frauenkliniken zwischen 1870 und 1890 entstanden.
[106] Hegar, A.: Exstirpation normaler und nicht zu umfänglichen Geschwülsten entarteter Eierstöcke. in: Wiener medizinische Wochenschrift 28, 1878, S. 377-380, S. 377.

der Patientin oder ihres Mannes angeben. Zum Teil finden sich auch direkte Angaben zur wirtschaftlichen Situation der Frauen, die meist aus der Arbeiterklasse oder dem niederen Beamtentum stammten. Dies galt auch und sogar in besonderem Maße für die Frauen, die wegen Hysterie behandelt wurden. Obgleich die Hysterie als Erkrankung „in den höheren Gesellschaftsschichten" bekannt war, wurde ihre Therapie an wirtschaftlich benachteiligten Frauen entwickelt.[107] So schrieb Hegar über die Kastration bei Neurosen:

> „Viel kommt hier auch auf die Lebenslage der Patientinnen an. Bei einer Kranken, welche sich jeden Comfort, die grösste Schonung, alle Mittel der Kunst verschaffen kann, wird man selten in der Lage sein, auf diese Indikation hin zu operiren. Anders verhält sich die Sache bei Individuen, welche dazu nicht im Stande sind, wohl gar von ihrer Hände Arbeit leben müssen."[108]

Gleiches galt allerdings für die psychiatrischen Therapieansätze à la Charcot, die in der Salpêtrière, dem Armenspital von Paris, entwickelt wurden.

Ihre alle Bevölkerungsschichten umfassende medizinische Tätigkeit in staatlichem Auftrag führte zu einer verstärkten Konfrontation der Ärzteschaft mit den sozialen Faktoren von Krankheit. Zunehmend weiteten Mediziner ihre Kompetenzen in gesellschaftliche Belange aus und vertraten diese ihren individuellen Patientinnen gegenüber. Die Quellen zeigen, dass die Wiederherstellung der Arbeitskraft, wie es Weickmann für die Therapie des männlichen Hysterikers um die Jahrhundertwende herausgearbeitet hat, bereits bei der Kastration von Frauen in den 1870er- und 80er-Jahren eine wichtige Rolle spielte.[109] Die operierten Frauen waren nicht nur in ihrem häuslichen Umfeld tätig, wie dies bei bürgerlichen Frauen der Fall war, sondern arbeiteten in Fabriken, auf dem Feld, als Kellnerin etc. und waren auf ihren Verdienst zum Erhalt ihrer Familie angewiesen. Dass Ärzte diesen Umstand in ihre Therapieentscheidung einfließen ließen, zeigen die zahlreichen Fallberichte, die neben Alter und Symptomen der Patientin auch Angaben über deren Arbeitsfähigkeit enthalten. Eine Wiederherstellung oder zumindest Verbesserung derselben diente als Erfolgskriterium für die Kastration. In manchen Fällen war die Arbeitsunfähigkeit sogar der wesentliche Grund, mit dem die Kastration gerechtfertigt wurde. Zum Ausdruck kommt dies beispielsweise in der folgenden Bemerkung eines Gynäkologen:

---

[107] Stichwort »Hysterie«, in: Meyers Konversationslexikon, 5. Auflage, Leipzig 1893-1900, S. 131.
[108] Hegar, A. – Kaltenbach, R.: Operative Gynäkologie mit Einschluß der gynäkologischen Untersuchungslehre, 2. Auflage, Stuttgart 1881, S. 348.
[109] Weickmann (1997), S. 83ff.

"Denjenigen Frauen, welche sich zu dem schweren Eingriff entschlossen hatten, kam es vor allen Dingen darauf an wieder arbeitsfähig zu werden. Und wenn Mainzer in seiner Zusammenstellung die Arbeitsfähigkeit an die erste Stelle setzt, so ist dies zweifellos richtig."[110]

Der Arbeitskraft der operierten Frauen wurde dabei häufig mehr Bedeutung beigemessen als ihrer Fertilität und somit ihrer Rolle als Mutter. Am Beispiel Victoria Riedlinger soll gezeigt werden, wie zu Beginn der 1880er-Jahre auch verhältnismäßig junge Nulliparae, offenbar ohne Bedenken hinsichtlich der zu erwartenden Kinderlosigkeit, kastriert wurden. Die Symptome der 25-jährigen Frau wurden wie folgt beschrieben:

„Periode unregelmässig, Intervall 2-3 Wochen, schwach, Fluor. Seit 1 ½ Jahren continuirliche brennende Schmerzen im Leibe und Stechen im Kreuze; z.Z. der Periode sind diese Schmerzen gesteigert. Viel Kopfschmerz, Schwindel, Nasenbluten. Viel Diarrhoe, Drang und Brennen beim Wasserlassen. Seit 1 ½ Jahren arbeitsunfähig."

Zur Behebung dieses Zustandes wurde, ohne sich mit weniger eingreifenden Therapieversuchen aufzuhalten, am 8. Juni 1882 die Kastration vorgenommen. Mit dem Ergebnis zeigte sich der Operateur durchaus zufrieden, er protokollierte:

„Persönliche Untersuchung vom 9. September 1883. (...) Patientin fühlt sich kräftig, verrichtet ohne Beschwerden alle vorkommenden Arbeiten im Hause, Stalle und auf dem Felde."[111]

In dem Vorgehen der Gynäkologen kommt auch eine Ambivalenz der weiblichen Rolle zum Ausdruck. Kinder und Kuren standen eben nur für die bürgerliche Frau im Mittelpunkt. Im Gegensatz zu den USA, wo der Verlust der Fertilität ein gewichtiges Argument gegen die Kastration war, wurde die Verbreitung der Operation in Deutschland durch Übervölkerungsangst und die Pauperismusdebatte günstig beeinflusst.[112]

Zwischen 1830 und 1850 war der Ende des 18. Jahrhunderts herrschende „Populationsoptimismus" durch die Pauperismusdebatte und die in Deutschland verzögert einsetzende Rezeption Malthusischer

---

[110] Cohn, E.: Ueber die Dauererfolge nach vollständiger oder theilweiser Entfernung der Gebärmutteranhänge, in: Archiv für Gynäkologie 59, 1899, S. 24-48, S. 32f.
[111] Schmalfuss, G.: Zur Kastration bei Neurosen, in: Archiv für Gynäkologie 26, 1885, S. 1-35, S. 18f.
[112] In den USA: Reamy, T.: The President's annual address, in: Transactions of the American Gynæcological Society 11, Boston 1886, S. 41-59.
Malthus' Thesen zur Politischen Ökonomie fanden in den USA nur eine schwache Resonanz. Vgl. Fuhrmann (2002), S. 304.
Zum Bevölkerungsanstieg in Deutschland siehe auch Weindling (1991), S. 11.

Schriften auf breiter Basis abgelöst worden.[113] Für die Kastration bedeutete dies, dass weite Teile des Bildungsbürgertums und damit der Ärzteschaft einem Fertilitätsrückgang in den von der Kastration hauptsächlich betroffenen Bevölkerungsschichten positiv gegenüberstanden. Hegar machte dies in seiner sozialpolitisch motivierten Arbeit „Der Geschlechtstrieb" deutlich:

> „Solange nicht mehr als 2 - 3 Kinder vorhanden sind, geht alles ganz gut. (...) Sowie jene Zahl überschritten ist, tritt fast stets ein Umschwung ein. Die Mutter ist kaum noch im Stande, ihren Haushalt zu besorgen, geschweige denn noch Etwas nebenher zu erwerben. Die Kinder verlottern herum, der Mann verliert jeden Halt und wandert zur Schnapskneipe. Das Ende vom Lied ist gewöhnlich, dass die Frau ins Hospital geht, oft auch stirbt, der Mann verkommt, nicht selten durchgeht und die Kinder der Gemeinde zur Last fallen."[114]

Der bevölkerungspolitische Aspekt kommt beispielhaft auch in einem Vortrag Kepplers „Über das Geschlechtsleben der Frau nach der Kastration" auf dem „X. Internationalen Medicinischen Congress zu Berlin" 1890 zum Ausdruck.[115] Keppler bezeichnete darin die Heirat mit einer Kastrierten als „das Ideal einer Malthusianischen Ehe" und schilderte eingehend die positiven Folgen der Operation:[116]

> „Wer mit offenem Auge und mitleidigem Herzen das Elend dieser Ehen beobachtet hat, kann es nur tief bedauern, dass erst neuerdings wieder einmal der ewig vergebliche Versuch gemacht worden ist, die lichterloh brennende soziale Frage mit der gynäkologischen Giesskanne löschen zu wollen. Die Ehe mit dem kastrirten Weibe würde die einzige Möglichkeit darstellen, den Malthusianismus erfolgreich durchzuführen, ohne das Lebensglück der beiden Betheiligten zu gefährden. Ich habe nie bemerkt, dass der Geschlechtsverkehr mit einem kastrirten Weibe in

---

[113] Zu Populationsoptimismus siehe: Ehmer (2004), S. 63.
Thomas Robert Malthus (1766-1834) anglikanischer Geistlicher, seit 1805 Professor für Geschichte und Politische Ökonomie in Haileyburg (England). Publizierte 1798 zunächst anonym sein Hauptwerk „An Essay on the Principle of Population, as Affects the Future of Society, with Remarks on the Speculations of Mr. Godwin, M. Condorcet, and other Writers".
Die erste deutsche Übersetzung von Malthus' Essay stammt aus dem Jahr 1807 und war lange Zeit nur von einem kleinen Kreis von Nationalökonomen diskutiert worden. Vgl. Fuhrmann (2002), S. 303ff.
[114] Hegar, A.: Der Geschlechtstrieb, Stuttgart 1894, S. 60.
[115] Keppler, F.: Das Geschlechtsleben des Weibes nach der Castration, Vortrag gehalten auf dem X. Internationalen medicinischen Congress zu Berlin vom 4.-9. August 1890, in: Münchner medizinische Wochenschrift 37, 1890, S. 647.
[116] Keppler, F.: Das Geschlechtsleben des Weibes nach der Castration, in: Wiener medizinische Wochenschrift 41, 1891, S. 1489-1492 und 1523-1526, S. 1526.

letzterem eine Disposition zu Erkrankungen der Genitalorgane erzeugt hat, wie zu Metritiden, Endometritiden, Colpitiden etc. was die übrigen Formen der malthusianischen Ehe regelmässig zu Wege bringen."[117] Neben der generellen Angst des Bürgertums vor einer unkontrollierten Vermehrung proletarischer Schichten wurden ab etwa 1885 auch eugenische Argumente für die Ärzteschaft relevant. Um 1900 kam es zu einem Paradigmenwechsel in der Bevölkerungspolitik, vor allem im Sinne nationalistischer Interessen wurde wieder für einen Anstieg der Geburtenraten argumentiert, wobei die eugenischen Aspekte weiter an Bedeutung gewannen.[118]

Ihrem Anspruch auf Zuständigkeit für die seelischen Probleme ihrer Patientinnen kamen die Frauenärzte nach, indem sie ausführliche Anamnesen erhoben, in denen psychische und biografische Aspekte dokumentiert und in ihrer Bedeutung für das aktuelle Leiden diskutiert wurden. Damit befand sich die Frauenheilkunde in einer ambivalenten Position zwischen psychiatrischer Krankheitsätiologie und einer Therapie, die häufig operativ war und geprägt von der Ende des 19. Jahrhunderts herrschenden, somatisch organzentrierten Krankheitslehre. Mit ihrem „psychochirurgischen" Therapieansatz mussten die Frauenärzte sich gegen die alternativen Verfahren der Nervenärzte durchsetzen. Als Beleg für die Wirksamkeit ihrer Operationen dienten hierbei Aussagen wie die folgende über eine Patientin neun Monate nach der Operation.

„Ihr verkümmertes Seelenleben hat einer heiteren Stimmung und Lebenslust Platz gemacht, sie hat die Führung und Leitung eines umfangreichen, mit vielem Aerger verknüpften Hausstandes und Geschäftes wieder ganz allein in die Hand genommen und fühlt sich, was nie zuvor der Fall war, im ehelichen Zusammenleben befriedigt und glücklich."[119]

Ein in diesem Rahmen häufig diskutierter Streitpunkt war die Frage nach möglichen Libidoveränderungen durch die Kastration. Die Gegner des Eingriffs waren der Ansicht, es sei „eine allgemein anerkannte Thatsache, dass die geschlechtliche Erregung der Frau mit dem Ovarium in Verbindung zu bringen" sei.[120] Viele Verfechter der Operation hingegen

---

[117] Keppler, F.: Geschlechtsleben des Weibes nach der Castration, in: Wiener medizinische Wochenschrift 41, 1891, S. 1489-1492 und 1523-1526, S. 1525.
[118] Ehmer (2004), S. 63f. Fuhrmann (2002), S. 307.
Hegar, A.: Die operative Ära der Geburtshilfe, in: Beiträge zur Geburtshilfe und Gynäkologie 12, 1907, S. 194-227.
[119] Prochownick, L.: Beiträge zur Castrationsfrage. Nach einem am 6. April 1886 im ärztlichen Vereine zu Hamburg gehaltenen Vortrage, in: Archiv für Gynäkologie 29, 1887, S. 183-270, S. 247.
[120] Glaevecke, L.: Körperliche und geistige Veränderungen im weiblichen Körper nach künstlichem Verluste der Ovarien einerseits und des Uterus andererseits. Aus

hielten die Ovarien auch in dieser Hinsicht für entbehrlich. Keppler, der die Meinung vertrat, dass auch beim Mann die Kastration keinen Einfluss auf das psychische Wohlbefinden und die Libido habe, schrieb:[121]

"Von der allgemein hervorgehobenen 'Neigung zum Embonpoint' habe ich in keinem Falle etwas bemerkt, vielmehr sind meine Fälle alle entschieden, wenn auch nicht bedeutend, schmächtiger geworden.[122] Die Augen sind durchwegs schöner, glänzender und anscheinend grösser geworden. An Haarwuchs und Stimme habe ich keinerlei Veränderung bemerkt. Der Geschlechtstrieb ist bei allen vollkommen erhalten, und zwar umso ausgesprochener, je jugendlicher das Individuum war zur Zeit, als die Operation vorgenommen wurde. Es handelt sich nicht blos darum, dass diese Individuen vollkommen tüchtig zum Geschlechtsverkehre sind, sie verfügen über ausgebildete Wollustgefühle, es tritt voller Orgasmus bei ihnen ein und sie werden spontan von ausgesprochenem Verlangen nach Geschlechtsgenuss befallen."[123]

Für Erhebungen dieser Art wurden nicht nur die Frauen selbst, sondern auch ihre Ehemänner befragt. Ob es bei solchen Studien tatsächlich um die sexuelle Verfügbarmachung der Frau für den Ehemann ging, wie Schmersahl und Schüler dies für die operative Gynäkologie im 19 Jahrhundert konstatieren, oder ob die Ärzte die Aussagen ihrer Patientinnen nicht für glaubhaft hielten, ist nicht eindeutig zu belegen.[124]

---

der gynäkologischen Klinik zu Kiel, in: Archiv für Gynäkologie 35, 1889, S. 1-88, S. 55.
[121] Bezüglich der Libido beim kastrierten Mann vgl.: Keppler, F.: Geschlechtsleben des Weibes nach der Castration, in: Wiener medizinische Wochenschrift 41, 1891, S. 1489-1492 und 1523-1526, S. 1524.
Hegar bezieht in dieser Frage zunächst keine eindeutige Position, so schreibt er 1885: "Eine Herabsetzung des Begattungstriebs ist beim Menschen durchaus nicht constant" vgl. Hegar, A.: Der Zusammenhang der Geschlechtskrankheiten mit nervösen Leiden und die Castration bei Neurosen, Stuttgart 1885, S. 5. 1897 heißt es dann: "Der Geschlechtstrieb und auch das Wollustgefühl wird in der Mehrzahl der Fälle durch die Castration herabgesetzt, bezw. Zum Erlöschen gebracht, nur in der Minderzahl der Fälle werden die sexuellen Empfindungen in keiner Weise beeinträchtigt." Hegar, A. – Kaltenbach, R.: Operative Gynäkologie mit Einschluß der gynäkologischen Untersuchungslehre, hrsg. v. Hegar, A – Wiedow, W. – Sonntag, E. – Bulius, G., 4. Auflage, Stuttgart 1897, S. 380.
[122] Embonpoint (frz.)= Körperfülle
[123] Keppler, F.: Geschlechtsleben des Weibes nach der Castration, in: Wiener medizinische Wochenschrift 41, 1891, S. 1489-1492 und 1523-1526, S. 1492.
[124] Schmersahl (1998), S. 206 und Schüler (1977), S. 32.
Frauen, "hysterischen" insbesondere, wurde seinerzeit Lügenhaftigkeit und Neigung zur Konfabulation attribuiert, begründet wurde dies teils mit ihrem angeblich moralisch defizitären Charakter, teils aufgrund ihres kindlichen Verstandes, der

Abschließend lässt sich sagen, dass erst mit dem Macht- und Autoritätszuwachs der Ärzteschaft im 19. Jahrhundert und der damit einhergehenden Bereitstellung der nötigen Infrastruktur so komplexe und einschneidende Therapien wie die Kastration in größerem Umfang möglich wurden. Die Indikationen, unter denen die Operation teilweise durchgeführt wurde, lässt sich nur dadurch erklären, dass der Gynäkologe seinen Zuständigkeitsbereich bis in familiäre und soziale Belange ausgedehnt hatte.

---

zwischen Fantasie und Realität nur unvollkommen zu unterscheiden vermöge. Vgl. u. a. Lamott (1998), S. 51.

I. 4 Die Bedeutung der Ovarien für die Entstehung der Gynäkologie

Im folgenden Abschnitt wird dargestellt, wie das Ovar gegenüber der Gebärmutter an Bedeutung als weiblichkeitsdefinierendes Organ gewann und welchen Einfluss diese Bedeutungsverschiebung auf die Professionalisierungsbestrebungen der Gynäkologie als neuem Fach neben der Geburtshilfe hatte.[125]

Als sich die Geburtshilfe zu Beginn des 19. Jahrhunderts zu einem eigenständigen Fach herausbildete, wurden unter ihrem Dach vereinzelt auch gynäkologisch kranke Patientinnen betreut. Einen Bedarf, diesen Bereich auszubauen, erkannten viele Ärzte in der ersten Hälfte des Jahrhunderts jedoch nicht. Der Münchner Ordinarius Franz von Winckel schilderte anlässlich eines Vortrages im Münchner ärztlichen Verein 1884 die Situation folgendermaßen:

> War man 1853 noch der Ansicht, „es sei wohl unmöglich, genug kranke Frauen zu finden, um mit denselben ein Hospital zu füllen" sind heute „nicht blos an allen Universitäten aller Länder gynäkologische Kliniken errichtet, zum Teil sogar wahre Paläste erbaut worden; in jeder grösseren Stadt, in jedem grösseren Krankenhaus, auch wenn es nicht klinischen Zwecken dient, sind besondere Abtheilungen für Frauenkrankheiten geschaffen worden."[126]

Die Gynäkologie etablierte sich also im Wesentlichen zwischen 1850 und 1890. Eine Entwicklung, die sich auch in den Gründungsjahren der Lehrstühle für Frauenheilkunde widerspiegelt.[127] Während die Geburtshilfe ihre Daseinsberechtigung aus der Behandlung uterus-assoziierter Leiden zog, hatten die Eierstöcke lange Zeit therapeutisch keine Bedeutung. Von ihrer Anatomie wusste man wenig. Die ältesten Überlieferungen über die Existenz der Eierstöcke stammen von Soran und hatten ihren Ursprung in der alexandrianischen Medizin.[128] Im Mittelalter kamen praktisch keinerlei neue Erkenntnisse über die „Testes muliebres" hinzu. Dies änderte sich erst im 17. Jahrhundert, das „mit seinem barocken Interesse für die Naturwissenschaft der Schöpfung, Embryologie und Eier, aber auch mit dem ihm eigentümlichen Interesse für Drüsen und Mikroskope das weibliche Ei und das nun so genannte »Ovar« als sein Träger ins

---

[125] Vgl.: Fischer-Homberger (1979), S. 25.
[126] v. Winckel, F.: Zur operativen Gynäkologie. Rückblicke. Neue Vorschläge. Demonstrationen, Vortrag gehalten im Münchner ärztlichen Verein am 2. April 1884, in: Archiv für Gynäkologie 23, 1884, S. 159f.
[127] Vgl.: Eulner (1970), S. 571-580.
[128] Vgl.: Fischer-Homberger (1979), S. 12.

Gespräch" brachte.[129] 1672 hatte der holländische Anatom Regnier de Graaf den Follikel und sogar dessen Umwandlung zum Gelbkörper beschrieben.[130] Die tatsächliche menschliche Eizelle konnte allerdings erst mit besseren Mikroskopen 1824 durch den Königsberger Arzt Karl-Ernst von Baer sichtbar gemacht werden.[131] Damit erst war zweifelsfrei festgestellt, dass die Eier im Ovar reifen und von dort in die Gebärmutter wandern.

Baers Ergebnisse hatten das medizinische Interesse an den Ovarien neu belebt. Dieses Interesse verband sich mit der wachsenden Bedeutung von Grundlagenfächern wie (mikroskopischer) Anatomie und Physiologie, sodass Mitte des 19. Jahrhunderts zahlreiche Autoren über den genauen Mechanismus des Zusammenspieles von Ovar und Uterus forschten. Unter anderem arbeitete Virchow in den 1840er-Jahren an Konzepten zur Erklärung des Steuermechanismus, der Ovulation und Menstruation verbindet. Obschon über das "Wie" noch keine Klarheit bestand, begann sich die Ansicht durchzusetzen, dass das Ovar den Zyklus steuere und damit das eigentlich weiblichkeitsdefinierende Organ sei, während „der Uterus, als ein Theil der Geschlechtswege, des Leitungsapparates" eben „nur ein Organ secundärer Bedeutung" sei.[132] Symbolisch verdeutlichte Archill Chéreau 1844 diesen Paradigmenwechsel, indem er van Helmonts Satz aus dem 17. Jh. »propter solum uterum mulier est id quod est« in »propter solum ovarii mulier est id quod est« abänderte. Das Ovar begann die Gebärmutter als urweibliches Organ abzulösen und wurde zum „Legitimationsorgan" der neu entstehenden Gynäkologie, die sich im Wesentlichen mit der Funktion, vor allem aber mit der Pathologie dieses Organs beschäftigte. Dabei wurde den Eierstöcken von Beginn an eine direkte Wirkung auf die weibliche Psyche zugeschrieben. Bereits 1832 erwähnte der Würzburger Professor Friedreich mehrere Fälle von psychischen Erkrankungen, die er auf Abnormitäten der Ovarien zurückführte.[133] In seinem Text heißt es:

„Bei einem Weibe, welches die fixe Idee hatte, schwanger zu seyn, fand man bei der Section einen Eierstock degenerirt. Ein Weib, welches in Fol-

---

[129] Fischer-Homberger (1975), S. 24.
[130] Siehe S. 7 Vorwort von Karl Ernst von Baer: „De ovi mammalium et hominis genesi" 1828, Übersetzung von 1927, hrsg. v. Ottow, B., Leipzig 1927.
[131] Originalarbeit: von Baer, K. E.: „De ovi mammalium et hominis genesi" 1828, Übersetzung von 1927, hrsg. v. Ottow, B., Leipzig 1927.
[132] Das Weib und die Zelle. Vortrag, gelesen in der Gesellschaft für Geburtshülfe zu Berlin am 11. Januar 1848, in: Gesammelte Abhandlungen zur wissenschaftlichen Medicin, Frankfurt am Main 1856, S. 747.
[133] Zu Friedreich konnten keine näheren Angaben gefunden werden, es kann sich jedoch nicht um den wesentlich bekannteren Würzburger Professor Nicolaus Friedreich (1825-1882), Beschreiber der Friedreich-Ataxie, handeln.

ge unglücklicher Ehe wahnsinnig wurde, und während ihres psychischen Leidens große Salicität verrieth, zeigte bei der Section das linke Ovarium mit der Tuba bis zur Größe eines großen Apfels angeschwollen und mit Wasser angefüllt."[134]

Das Interesse am Ovar verband sich mit dem Interesse der (operativen) Gynäkologie am Ausbau der intraabdominellen Chirurgie. Die Ovarien konnten relativ schnell und einfach entfernt werden und eigneten sich daher besonders für erste chirurgische Eingriffe im Inneren der Bauchhöhle. Überlieferungen zufolge waren zwar bereits 1701 in Glasgow und 1776 in Rouen isolierte Fälle von Ovariotomien ausgeführt worden.[135] Die erste wirklich glaubhaft dokumentierte Eierstockentfernung hatte jedoch Ephraim McDowell 1809 vorgenommen.[136] Bis 1820 führte er insgesamt sieben weitere Ovariotomien durch, dabei soll nur eine seiner Patientinnen verstorben sein. Bereits kurze Zeit nach Einführung der Anästhesie standardisierte der englische Chirurg Thomas Spencer Wells in den 1850er-Jahren das Verfahren. Mit der einsetzenden Antisepsis gelang es ihm, in den folgenden 20 Jahren die Mortalität der Operation von 50 % auf 11 % zu senken.[137]

Bevor man sich an die Eröffnung der Bauchhöhle gewagt hatte, waren in der Frauenheilkunde lediglich Eingriffe an der Cervix vorgenommen und Vesico-vaginale Fisteln genäht worden. Kaiserschnitte wurden praktisch nur an bereits toten oder sterbenden Frauen ausgeführt, um das Kind zu retten. Mit der „Ovariotomie" hatten die Gynäkologen eine neue Dimension der Chirurgie eröffnet. Dass sie und nicht die Chirurgen als erste erfolgreich Bauchhöhleneingriffe durchführten, ging mit einem nicht zu überschätzenden Bedeutungsgewinn für das Fach einher. Gleichzeitig ließen die Frauenärzte damit auch die therapeutische Sackgasse der Uterusmanipulationen hinter sich. Fast ein Jahrhundert lang hatten Gynäkologen versucht, Sterilität, Uterinalkoliken, Meno- und Metrorrhagien, Beschwerden beim Wasserlassen, Hysterie und Chlorose zu behandeln, indem sie sich bemühten, eine Knickung bzw. Biegung des Uterus zu beheben.[138]

---

[134] Friedreich: Pathologische Bemerkungen und Erfahrungen über die durch Abnormitäten der weiblichen Sexualsphäre begründeten Bedingungen zum psychischen Erkranken, in: Deutsche Zeitschrift für Geburtskunde 7, 1832, S. 445-465.
[135] 1701 von Robert Houstoun in Glasgow und 1776 von L'Aumonier in Rouen. Siehe: Cohnstein, I.: Grundriss der Gynäkologie, Stuttgart 1876, S. 190.
[136] Zander (1986), S. 33f.
[137] Moscucci (1993) S. 152.
[138] Aus einer Zusammenfassung der Geschichte der Flexio uterie lässt sich entnehmen, dass diese Erkrankung ab ca. 1730 zunächst aber wohl bei Schwangeren diagnostiziert wurde. William Hunter hatte ab 1754 für Verbreitung dieses

Durch die Verbreitung der Specula hatten sich eine Reihe zunächst vielversprechender Behandlungsmöglichkeiten der Gebärmutterknickungen ergeben: Der Muttermund war für Manipulationen wie Ätzungen, Spülungen, Kauterisationen, Entfernungen von Polypen und Cervixamputationen zugänglich, mithilfe von Bougies und der weitverbreiteten Uterussonde war sogar das Gebärmutterinnere erreichbar geworden. Nach der anfänglichen Euphorie, die angesichts dieser Behandlungsmöglichkeiten bestanden hatte, zeigte sich Mitte des 19. Jahrhunderts jedoch mehr und mehr die mangelnde Effektivität dieser Methoden. Ein Großteil der Frauenärzte begann, die in den letzten Jahrzehnten entwickelten Apparate zur Behandlung der Gebärmutterknickung sowie die pathologische Bedeutung der „Inflexio uteri" selbst infrage zu stellen. Beiträge wie der folgende häuften sich:

„Verf. zeigt sich dabei als ein entschiedener Gegner der bekannten Uterussonden, Apparate und Redresseurs wie sie durch Simpson, Kiwisch von Rotterau, Alleix, Mayer, Detschy u.s.w. erfunden, modificirt und empfohlen werden und wodurch der arme kranke Uterus ohne Form von Process eher misshandelt, als behandelt wird. Die Application dieser verschiedenartigen Instrumente als therapeutisches Heilverfahren wird von ihm als zweckwidrig, unnütz und in den meisten Fällen als ganz unmöglich geschildert (...) Verf. hofft deshalb auch, dass der Schwindel, den man in den letzten Decennien mit dieser Behandlung getrieben, jetzt endlich aufhöre und hegt den frommen Wunsch, dass sämtliche Instrumente als abgelegte Modeartikel der Geschichte anheimfallen mögen."[139]

Im Sinne des von Kuhn beschriebenen „Phänomen der Unterdeterminiertheit von Beobachtungen" wurden Symptome wie Übelkeit, Unterleibsschmerzen, „Hysterie und Chlorose"[140], die bislang als Folge der für pathologisch angesehenen Gebärmutterknickung interpretiert und behandelt worden waren, jetzt vermehrt den Ovarien zugeschrieben.[141]

Krankheitsbildes gesorgt. Leonides In: Von Praag, J.: Einiges über die Rückwärtsbeugung der Gebärmutter, in: Neue Zeitschrift für Geburtskunde 29, 1850, S. 223-240, S. 223 und 227. Unter Uterinalkoliken verstand man krampfartige Unterbauchschmerzen, deren Ursache in einer Retroflexio uteri vermutet wurden.
[139] Lehmann: Zur Lehre über die Retroflexio uteri, in: Monatsschrift für Geburtskunde und Frauenkrankheiten 8, 1856, S. 63-66, S. 66.
[140] Scanzoni, F. W.: Zweiter Beitrag zur Lehre von den Gebärmutterknickungen, in: Monatsschrift für Geburtskunde und Frauenkrankheiten 6, 1855, S. 142-146, S. 142.
[141] Vgl. Kapitel Wissenschaftsgeschichte, die Theorie besagt, dass Beobachtungsdaten nie nur eine Theorie erklären, sondern im Sinne verschiedener Theorien interpretiert werden können. Ausführlicher: Schlich (1998), S. 108. Oder Felt/Nowotny/Taschwer (1995), S. 124.

Am Beispiel zweier gegenübergestellter Krankheitsgeschichten lässt sich zeigen, wie das gleiche Beschwerdebild infolge dieses Paradigmenwechsels unterschiedlich gedeutet wurde.

Beschreibung von einer 16jährigen Patientin mit einer „Uterusdeviation" aus dem Jahr 1850:	Beschreibung einer Patientin mit „Ovaritis periodica" aus dem Jahr 1857:
"Übrigens war das Mädchen immer gesund gewesen und blieb auch in der freien Zwischenzeit gesund, zu bestimmten Zeiten aber hatte sie monatlich Aengstlichkeit mit Schmerzen im Kreuze. Ziehen in den Beinen, Gefühl von Schwere im Unterleibe, schwierige Stuhl- und Urinentleerung, Schlaflosigkeit und Widerwillen gegen Essen. (...) Bei der äusseren Untersuchung fühlte man eine harte, sehr gespannte Geschwulst, welche beinahe die ganze Bauchhöhle einnahm."[142]	"Ein 18 jähriges übrigens gesundes und dem Aussehen nach frisches, zu 15 Jahr zuerst und nachher normal menstruirtes Mädchen hatte seit einem Jahre bei jeder Menstruationsperiode ein sich stets vermehrendes plagendes Reissen mit einem Gefühle von Völle in der linken reg. iliaca. In den letzten Monaten bekam sie 3 bis 4 Tage vor dem Eintritt der Regeln eine Schwere im Becken, wobei die reg. iliaca sin. sehr empfindlich beim Berühren ward und die Patientin daselbst einen Tumor zu fühlen glaubte.[143]

Die Kastration bildete in gewisser Weise den Höhepunkt ärztlichen Interesses an den Eierstöcken. Einerseits wurde ihnen ein nie wieder erreichter Einfluss auf den weiblichen Körper zugeschrieben und damit ihre Entfernung gerechtfertigt, gleichzeitig wurden sie mit der Einführung der Hegar-Operation auch zum verzichtbaren Organ erklärt. Somit bildete die Kastration den Wendepunkt in der Anschauung über die Bedeutung des Ovars. Vor Beginn der Kastrationsdebatte hatte Virchow 1856 geschrieben:

„Alles, was wir an dem wahren Weibe Weibliches bewundern und verehren, ist nur eine Dependenz des Eierstocks. Man nehme den Eierstock hinweg, und das Mannweib in seiner hässlichsten Halb-

---

[142] Leonides von Praag, J.: Einiges über die Rückwärtsbeugung der Gebärmutter, in: Neue Zeitschrift für Geburtskunde 29, 1850, S. 223-240, S. 238f.
[143] Huss: Ovaritis periodica. Besprechung eines Artikels in Hygiea XVIII, p.71, in: Monatsschrift für Geburtshilfe und Frauenheilkunde 9, 1857, S.143.

heit mit den groben harten Formen, den starken Knochen, dem Schnurrbart, der rauen Stimme, der flachen Brust, dem missgünstigen und selbstsüchtigen Gemüth und dem schiefen Urtheil steht vor uns."[144]

Gut 20 Jahre später relativierte Hegar diesen Ovarialkult à la Virchow.[145] In seinem Buch „Der Zusammenhang der Geschlechtskrankheiten mit nervösen Leiden und die Castration bei Neurosen", brachte er diesen Denkstilwechsel folgendermaßen zum Ausdruck:

„Der Einfluss, welchen der Ausfall der Ovulation auf den ganzen Körper, sowie auf seine übrigen Organe und Systeme ausübt, ist wenig erforscht und nicht viel Positives darüber bekannt. Die Studien Puech's über den angeborenen Defect der Eierstöcke haben selbst begründete Zweifel geweckt, ob der weibliche Körpertypus im Allgemeinen, die Ausbildung der Brüste und äusseren Genitalien, der Timbre der Stimme, die eigenthümliche Sinnesart und Denkweise der Frau an die Gegenwart der Eierstöcke geknüpft sei. Der Spruch: 'Propter solum ovarium mulier est, quod est' ist daher hinfällig geworden, kann wenigstens durchaus nicht mehr unbedingt angenommen werden."[146]

Gegen das von Kritikern hervorgebrachte Argument, beim Mann würde man sich „nicht so leicht zu einer Entfernung der Keimdrüsen hinreißen lassen", betonte Hegar wiederholt, das Weib empfinde die Verstümmelung durch Kastration nicht so wie der Mann, Depressionen bis hin zu Selbstmordgedanken, die beim Mann in solchen Fällen beobachtet worden seien, gäbe es bei der Frau nicht.[147]

In der Zusammenschau wird deutlich, dass die Bedeutung des Ovars differenzierter und weniger allumfassend wurde, als sich die Gynäkologie zu einem festen Bestandteil des ärztlichen Kurrikulums etabliert hatte.

---

[144] Virchow, R.: Das Weib und die Zelle, in: Gesammelte Abhandlungen zur wissenschaftlichen Medicin, Frankfurt 1856, S. 747.
[145] Vgl. hierzu auch: Sengoopta (2000), S. 433.
[146] Hegar, A.: Der Zusammenhang der Geschlechtskrankheiten mit nervösen Leiden und die Castration bei Neurosen, Stuttgart 1885, S. 4.
[147] Beispielsweise in: Fehling, H.: Bericht über die Verhandlung der gynäkologischen Section der Naturforscherversammlung zu Baden-Baden: Hegar, A.: Demonstration von Lehrmitteln und Operirten, in: Centralblatt für Gynäkologie 3, 1879, S. 481-484. Oder in: Hegar, A. – Kaltenbach, R.: Operative Gynäkologie mit Einschluß der gynäkologischen Untersuchungslehre, 2. Auflage, Stuttgart 1881, S. 334.

I. 5 Gynäkologen und Psychiater

Bis heute ist die psychologische Betreuung von Patientinnen in der Gynäkologie so etabliert wie in keinem anderen (chirurgischen) Fach.[148] Die historischen Ursachen hierfür liegen im 19. Jahrhundert und haben den Kastrationsdiskurs maßgeblich beeinflusst. Gerechtfertigt durch das bereits diskutierte Frauenbild, nach dem die weiblichen Reproduktionsorgane wesentlichen Einfluss auf den Körper und vor allem die seelischen Funktionen der Frau ausüben sollten, erhoben Gynäkologen Therapieansprüche sowohl auf somatische als auch psychische Fehlfunktionen ihrer Patientinnen. Damit mussten sie zwangsläufig mit den professionspolitischen Interessen von Neurologen und Psychiatern zusammenstoßen oder sich gewinnbringend mit diesen Fächern arrangieren.

Am Beispiel von Hermann Beigels „Untersuchungen über den Wahnsinn" wurde im Kapitel Frauenbilder bereits gezeigt, wie weit sich die Frauenheilkunde auf das Gebiet der Nervenpathologie ausgedehnt hatte. Das umfangreichste Engagement zeigten die Gynäkologen jedoch bei der Behandlung der Hysterie.[149] Das Verhältnis zwischen Frauenheilkunde und Psychiatrie wird in der Literatur angesichts dieses sich überschneidenden Tätigkeitsfeldes unterschiedlich beurteilt. Edward Shorter stellt die sich ergänzenden Interessen beider Fächer in den Vordergrund, Katrin Schmersahl betont hingegen die Konkurrenzsituation zwischen zwei aufstrebenden Disziplinen, die beide um die Deutungsmacht über die Hysterie kämpften.[150]

Dieser Kompetenzstreit in der zweiten Hälfte des 19. Jahrhunderts konnte sich nur auf dem Boden des zu diesem Zeitpunkt populären Reflex-Konzeptes entwickeln. Die hiervon geprägte Hysteriedefinition ermöglichte eine einzigartige Verbindung zwischen somatischer und psychogener Krankheitsauffassung und erlaubte eine intensive Zusammenarbeit zwischen Gynäkologen und Psychiatern, wie dies im geistigen Umfeld von Charcots „Hysterie ovarienne" geschah. Mit dem Ausdruck „Hysterie ovarienne" wurden den Gynäkologen bereits nominell therapeutische Vollmachten eingeräumt. Zwar hatte Charcot selbst mit dem „Ovarialkompresseur" ein Instrument geschaffen, das durch Druck auf definierte Stellen am Unterbauch hysterischen Anfällen beikommen sollte. Dass eine gynäkologische Behandlung durch den Fachmann jedoch

---

[148] Honegger (1989), S. 190.
[149] In den 1880er-Jahren forderte eine Reihe von Frauenärzten, dass in jeder psychiatrischen Klinik ein ausgebildeter Gynäkologe tätig sein müsse. Vgl. dazu: Schultze, B. S.: Gynäkologische Behandlung und Geistesstörung, in: Berliner klinische Wochenschrift 20, 1883, S. 341-343, S. 341.
[150] Schmersahl (1998), S. 191.

effektiver sei, gestanden die meisten Psychiater den Frauenärzten lange Zeit zu. Diese, wie Shorter sich ausdrückt, unverbrüchliche „therapeutische Schwurgemeinschaft zwischen Frauenärzten und Psychiatern" im Zeichen der Reflextheorien zeigte jedoch in den 1880er- und 90er-Jahren zunehmend Risse.[151]
Die Hysteriedefinitionen beider Fächer entwickelten sich zusehends auseinander. Mit dem Tod Charcots (1825 - 1893) kam es zu einer nosologischen Neuorientierung des Hysteriebegriffes.[152] Die folgende Generation der Psychiater wandte sich von den Reflextheorien ab und betonte stärker die geistig-seelischen Faktoren der Hysterieentstehung. Die Gynäkologen hielten weiterhin an einer körperlichen Ursache des Leidens fest. Nach Hegars Vorstellungen hätten sich diese verschiedenen Krankheitskonzepte in unterschiedlicher Begrifflichkeit niederschlagen sollen. Nach seiner Definition war die „Hysterie" ein seelisches Leiden ohne direkte körperliche Ursache, wohingegen er die Entstehung von „Neurosen" wie folgt beschreibt:

> „Man braucht nur eine Person zu beobachten, bei welcher die Zahnpulpe frei gelegt ist: Wie die Schmerzen bald intensiver werden, sich erst auf benachbarte Nerven, dann nach und nach weiter ausbreiten, wie reizbar und empfindlich der Leidende wird, wie er sich zurückzieht und abschliesst, wie er durch Schlaflosigkeit, und den gewöhnlich sich einstellenden Mangel an Appetit allmälig herunterkommt. Es kann nicht Wunder nehmen, wenn anatomisch Veränderungen in den Sexualorganen, an welchen die darin verlaufenden Nerven Antheil nehmen, einen viel mächtigeren Beitrag zur Entstehung nervöser Leiden liefern."[153]

Da sich beide Fächer im Streit um den Grenzbereich zwischen eindeutig psychogener beziehungsweise somatischer Krankheitsätiologie nicht einigen konnten, scheiterte der Versuch, eine eindeutige Nomenklatur festzuschreiben. Aus den unterschiedlichen Krankheitsauffassungen, die sich hinter den gleichen Begriffen verbargen, ergaben sich jedoch verschiedene Behandlungsstrategien, die in sich durchaus schlüssig waren. In Verruf kam die gynäkologische Therapie der Hysterie vor allem dann, wenn das Beschwerdebild, das Psychiater als Hysterie definierten, mit gynäkologischen Mitteln behandelt wurde. Die Ergebnisse bei diesen Patientinnen waren außerordentlich schlecht und führten in beiden Fächern zur Ablehnung der Kastration. Ein solcher Fall ist der folgende, von dem

---

[151] Shorter (1994), S. 126.
[152] Micale (1993), S. 502 u. 525.
[153] Hegar, A.. Der Zusammenhang der Geschlechtskrankheiten mit nervösen Leiden und die Castration bei Neurosen, Stuttgart 1885, S. 81.

auf der Versammlung des psychiatrischen Vereins zu Berlin am 14. Dezember 1889 berichtet wurde:
> Frau B., verheiratet seit dem 23. Lebensjahr, „gebar acht Kinder und erkrankte zuerst an leichter melancholischer Verstimmung während der Schwangerschaft mit dem ersten Kinde (...). Zu Weihnachten 1886 kam sie in eine Heilanstalt nach Pankow, nachdem sich (...) Störungen, namentlich Stimmenhören, eingestellt hatten." Nachdem sie gebessert entlassen worden war, starben ihr drei Kinder, woraufhin ein neuer Krankheitssturm wieder mit akustischen Halluzinationen losbrach. „Frau B. wurde erregt, misstrauisch, eifersüchtig, heftig gegen die Umgebung, namentlich gegen den Ehemann und musste rasch in die Anstalt überführt werden." Dort litt sie unter Täuschungen und Wahngebilden, deren Inhalt sich überwiegend auf sexuellem, erotischem Gebiet bewegte. „Der körperliche Zustand der Frau aber bot nichts Besonderes dar (...). Insbesondere verdient hervorgehoben zu werden, dass auch von Seiten der Sexual-Organe keine bemerkenswerthe Anomalie oder Erscheinungen abnormalen Functionirens wahrzunehmen waren. Nachdem die Frau über 1 ½ Jahre in der Anstalt Bergquell gewesen war, ohne dass Besserung eingetreten oder das Krankheitsbild sich im Wesentlichen verändert hätte, wurden von dem Bruder der Kranken, der Arzt ist, die Frage angeregt, ob von einer Behandlung der inneren Geschlechtstheile derselben nicht ein Vortheil zu erwarten sei. Derselbe machte geltend, dass bei ihr sich das gesammte Wahnleben nebst allen Sinnestäuschungen fortgesetzt um einen durchaus sexuell gefärbten Kernpunkt drehe. (...) Deshalb und weil man sagen müsse, dass die Aussichten auf ein spontanes Verklingen der vorhandenen Hirnreizungs-Erscheinungen sehr gering seien, erscheine es geboten oder doch erlaubt und sei deshalb zu versuchen, eine operative Behandlung derjenigen Körpertheile vorzunehmen, von denen anscheinend die Reizung des centralen Nerversystems ausgehe."[154]

Tatsächlich wurde die Kranke daraufhin im Juli 1889 kastriert. Bei der frisch Operierten hatte sich die Familie zunächst Hoffnungen auf eine Besserung der Erkrankung gemacht.
> „In dem Masse jedoch, wie sie den Choc, den Blutverlust und die Hinfälligkeit überwand, kehrte ihr früheres Verhalten, die frühere Reaction auf dieselben Hallucinationen und Wahnideen bei ihr zurück."

---

[154] Zenker: Castration wegen Geistesstörung. Vortrag auf der 67. Versammlung des psychiatrischen Vereins zu Berlin am 14. December 1889, in: Allgemeine Zeitschrift für Psychiatrie 46, 1890, S. 667-692, S. 687.

Obschon solche Beispiele erfolgloser Therapie in der psychiatrischen Literatur vorhanden waren, gab es bis Ende der 1890er-Jahre zahlreiche Nervenärzte, die die Kastrationen befürworteten. In der „Allgemeinen Zeitschrift für Psychiatrie" konnte man 1896 noch euphorische Berichte über die Kastration lesen, die unter anderem behaupteten, „die weibliche Grazie" ginge durch die Operation nicht verloren, sondern werde „vielmehr sogar erhöht."[155] Auf der anderen Seite sprachen sich viele Frauenärzte und insbesondere solche, die als Fachleute auf diesem Gebiet galten, wie Hegar und in England Spencer Wells, gegen Eingriffe unter einer solchen Indikationsstellung aus.[156] Damit verlief die Grenze zwischen Befürwortern und Gegnern der Kastration bei Hysterie weniger zwischen Gynäkologen und Psychiatern als vielmehr zwischen den Diskurszentren und der schlechter ausgebildeten Peripherie, die in der Indikationsstellung weit weniger differenziert verfuhr.

---

[155] Kroemer: Beitrag zur Castrationsfrage, in: Allgemeine Zeitschrift für Psychiatrie 52, 1896, S. 1-73, S. 11.
[156] Sir Thomas Spencer Wells 1818-1897.

I. 6 Reflextheorien

Die Wirkung der Kastration wurde durch ein Krankheitskonzept begründet, das auf Reflextheorien basierte. Im Folgenden wird auf Inhalt und Ursprung dieser Theorien eingegangen.

Viele der heute bekannten neurologischen Erkrankungen wurden bereits im 19. Jahrhundert beschrieben. Nicht alle Krankheitskonzepte überdauerten jedoch die Zeit. Nur kurzen Erfolg hatte das Konzept der „Spinalirritation". Beschrieben wurde diese Erkrankung in den 1820er-Jahren durch den Chefarzt der Glasgower Irrenanstalt Thomas Brown. Bevorzugt bei Frauen aus höheren Ständen fand er ein Krankheitsbild, bei dem gereizte Bereiche der Wirbelsäule Schmerzsensationen in der Peripherie hervorrufen sollten.[157] Brown setzte die Wirbelsäule seiner Patientinnen Druck und Hautreizungen aus. Bereiche, die darauf besonders empfindlich reagierten, sollten seiner Theorie zufolge über Nervenbahnen Missempfindungen und Störungen der unterschiedlichsten Organe hervorrufen. Als eine Art Nachwirkung des aufklärerischen und eher frauenfreundlichen 18. Jahrhunderts hatte damit die Gebärmutter als Ausgangspunkt weiblicher Beschwerden in der ersten Hälfte des 19. Jahrhunderts für kurze Zeit an Bedeutung verloren.[158]

Das änderte sich durch die Weiterentwicklung des Konzeptes der Spinalirritation zur „Reflextheorie", die die Frau in der zweiten Hälfte des Jahrhunderts zum uterusgesteuerten und damit a priori intellektuell defizitären Wesen zurücktransformierte. Mit Marshall Hall war es wiederum ein englischer Arzt, der das erste lokaltherapeutische Programm entwickelte, das auf dem Konzept der Reflextheorie aufbaute. Während bei der Spinalirritation die Ursache der Beschwerden in der Wirbelsäule lokalisiert war, suchte man diese bei der Reflextheorie in peripheren Organen.[159] Man stellte sich vor, ein krankes Organ könne durch eine Art Reflex über die „Umschaltstelle Rückenmark" andere Körperteile beeinflussen. Grundsätzlich waren in diesem System alle Kombinationen von Verursacherorgan und Symptomträgerorgan möglich. Bestimmte Reflexbahnen waren nach Meinung der Ärzte jedoch besonders häufig Grund für Beschwerden. Man war der Ansicht, durch die Vielzahl von Reizungen, denen das weibliche Genitalsystem im Laufe der reproduktiven Phase ausgesetzt sei, käme dieses als Verursacherorgan besonders in Betracht. So vertrat Hall beispielsweise die Theorie, Erbrechen werde

---

[157] Shorter (1994), S. 58.
[158] Fischer-Homberger (1979), S. 39.
[159] Shorter (1989), S. 171.

durch Irritation exitatorischer Uterusnerven bedingt.[160] Da er beobachtet hatte, dass es in der Schwangerschaft besonders häufig zu Übelkeit kam, nahm Hall an, dass die gereizte Gebärmutter per Nervenreflex auf den Magen einwirke. Über Reflexe konnten jedoch nicht nur Erbrechen, Husten und Lähmungserscheinungen ausgelöst werden, als Effektorgan kam auch das Nervensystem selbst infrage. Generalisierte Störungen wie Krampfanfälle oder Melancholie waren die Folge.

In Deutschland war es der angesehene Berliner Neurologe Moritz Romberg, der die Lehre von der Reflexneurose verbreitete und gleichzeitig die Ovarien als ihren Ursprung ins Gespräch brachte.[161] Romberg orientierte sich an den Arbeiten Laycocks und Schützenbergers, die entschiedene Verfechter des ovariellen Steuerungskonzeptes waren. Thomas Laycock, Arzt am Country Hospital von York, hatte bereits in seinem 1840 veröffentlichten Lehrbuch „A Treatise on the Nervous Diseases of Women" geschrieben: „The ovaria has generally been called and considered an appendage to this organ, but the fact is exactly the reverse; the uterus being an appendage to the ovaries, just as the penis is an appendage to the testicles".[162] Der ebenfalls von Romberg zitierte, französische Neurologe Charles Schützenberger hatte an der Salpêtrière, lange vor Charcot, die Beobachtung gemacht, dass sich durch Druck auf die Ovarien eine hysterische Reaktion auslösen ließ. Romberg schrieb dazu in seinem Lehrbuch: "Schützenberger setzte durch Druck auf das empfindliche Ovarium den ganzen hysterischen Zug in Bewegung (...). Es bedarf hierzu durchaus keines schmerzhaften Eindrucks, wohl aber scheint die jähe Reizung stärker zu wirken".[163] Romberg schloss aus diesen Ergebnissen, dass die Reflexneurose eine an einen bestimmten Zustand des Sexualsystems gebundene Erkrankung sei. Die größte Bedeutung käme dabei den Eierstöcken und nicht der Gebärmutter zu, „da die Ovarien sowohl nach den häufigen Versuchen der Excision an Thieren, als nach einigen wenigen Beobachtungen beim Menschen, einen entschiedeneren Einfluss auf Organisation und Triebe haben als der Fruchthalter".[164]

---

[160] Shorter (1994), S. 79.
[161] Vgl. Kroemer: Beitrag zur Castrationsfrage, in: Allgemeine Zeitschrift für Psychiatrie 52, 1896, S. 1-73, S. 6.
[162] Laycock, T.: A Treatise on the Nervous Diseases of Women; Comprising an Inquiry into the Nature, Causes, and Treatment of Spinal and Hysterical Disorders, London 1840, S. 11.
[163] Romberg, M.: Lehrbuch der Nervenkrankheiten des Menschen, 3. Auflage, Berlin 1857, S. 545.
[164] Romberg, M.: Lehrbuch der Nervenkrankheiten des Menschen, 3. Auflage, Berlin 1857, S. 550.

Ein weiterer wichtiger deutscher Reflextheoretiker war der Bonner Physiologe Eduard Pflüger. Pflüger wandte die Reflextheorie nicht nur auf pathologische Vorgänge an, sondern erklärte mit ihrer Hilfe den Zusammenhang zwischen Menstruation und Ovulation. In seine Schrift aus dem Jahr 1865 „Ueber die Bedeutung und Ursache der Menstruation" ging er anhand von Tierexperimenten auf die verschiedenen Stadien des weiblichen Zyklus ein. Pflüger schrieb schon damals dezidiert, dass „nach Exstirpation der Ovarien die Katamenien niemals erscheinen und, falls sie früher vorhanden waren, für immer verschwinden."[165] Seine Leistung bestand vor allem darin, dass er eine in sich logische Theorie über die Art des nervalen Zusammenhanges zwischen Menstruation und Ovulation entwickelt hatte. Seine Vorstellungen beschrieb er wie folgt:

> Das „Reflexprinzip enthält, scheint mir, den Schlüssel zur Erklärung der rhythmischen Action der weiblichen Genitalien. Man hat sich zu denken, dass (...) das fortwährende Wachsthum von Zellen im Eierstock eine Vergrösserung, d.h. eine Schwellung des Organes zu erzeugen strebt, woran Niemand zweifeln wird. Da nun diese Zellen in einer so derben Masse liegen, so begreift es sich, dass die Nervenfasern, welche in dem gespannten Parenchym verlaufen, einer continuirlichen Reizung ausgesetzt sind (...) Sobald nun jene Reizung eine Zeit lang gedauert, das heisst, wann bei dem gegebenen Zustande der Erregbarkeit des menschlichen Rückenmarkes die Summe der fortdauernden kleinen Reizungen einen gewissen Werth erreicht hat, erfolgt der reflectorische Ausschlag als gewaltige Blutcongestion nach den Genitalien (...) Jene mächtige längere Zeit andauernde Blutüberflutung bringt nun rasch die menstrualen Veränderungen des Uterus und das Reifen der grösseren Follikel zu Stande."[166]

Pflügers Theorie kreiste zwar durch den medizinischen Orbit und fand immer wieder Erwähnung, trotzdem bezweifelte ein Teil der Gynäkologen lange die Abhängigkeit der Menstruation von der Ovarialtätigkeit. Auch Hegar war sich zu Beginn der Kastrationstherapie nicht sicher, ob die Menstruation nach Herausnahme der Eierstöcke tatsächlich sistieren würde. Zwar ließ er in veröffentlichten Texten keinen Zweifel daran aufkommen, privat bat er aber in einem Brief an Freund um Auskunft, „ob

---

[165] Pflüger, E.: Ueber die Bedeutung und Ursache der Menstruation, in: Untersuchungen aus dem physiologischen Laboratorium zu Bonn, hrsg. v. Pflüger E., Berlin 1865, S. 53.
[166] Pflüger, E.: Ueber die Bedeutung und Ursache der Menstruation, in: Untersuchungen aus dem physiologischen Laboratorium zu Bonn, hrsg. v. Pflüger E., Berlin 1865, S. 62.

Deine doppelte Ovariotomie ihre Menses nach der Operation noch hat oder nicht und in welcher Weise".[167]

Hegar erwähnte Pflügers Theorie in seinen Texten nicht ausdrücklich, legte sie aber zugrunde, indem er die Menstruation nicht als direkte Folge der Eilösung auffasste, sondern als durch nervale Reizung verursachtes Geschehen. Mit seiner Monografie „Der Zusammenhang der Geschlechtskrankheiten mit nervösen Leiden und die Castration bei Neurosen" lieferte Hegar ein Paradestück reflextheoretischen Gedankengutes.[168] In Weiterentwicklung von Pflügers Theorie schloss er, wenn schon gesunde Eierstöcke auf nervalem Wege so erheblichen Einfluss auf den Uterus haben, dann sollten auch andere Organsysteme, zumal durch pathologisch veränderte Eierstöcke, in Mitleidenschaft gezogen werden.

---

[167] UAF, Nachlass Alfred Hegar, C123, Brief Hegar an Freund, 21.08.1876.
[168] Hegar, A.: Der Zusammenhang der Geschlechtskrankheiten mit nervösen Leiden und die Castration bei Neurosen, Stuttgart 1885.

I. 7 Die Kastration im Kontext therapeutischer Standards des 19. Jahrhunderts

Im Folgenden werden therapeutische Alternativverfahren zur Kastrationstherapie dargestellt, die Mediziner mit ihrem Wissen und Können im 19. Jahrhundert den Patientinnen anbieten konnten. Diese Verfahren wurden nicht abrupt verlassen oder eingeführt. Sie existierten parallel zur Kastrationstherapie, einzig ihr Stellenwert veränderte sich im Laufe der Zeit. Einige Verfahren wurden von der Kastration verdrängt, andere verdrängten sie.

I. 7. 1 Lageveränderungen der Gebärmutter als Ursache der Hysterie

Die antike Präidee vom wandernden Uterus setzte sich in wissenschaftlich anerkannter Weise im 18. und 19. Jahrhundert in Form der Lageveränderungen der Gebärmutter fort. Als krankhaft wurden demnach nicht nur die Gebärmuttersenkung und der Gebärmuttervorfall angesehen, auch die Neigung des Uterus nach hinten, vorne oder zur Seite sowie die Gebärmutterknickung wurden für eine Reihe von Beschwerden verantwortlich gemacht. In den 1870er-Jahren befanden sich noch zahlreiche Pessarien und Redresseurs auf dem Markt, die dazu dienen sollten, die Gebärmutter wieder in ihre „physiologische" Lage zurückzuversetzen. Für die Gebärmutterknickung wurden vielfältige Ursachen angeführt. Zum Teil sollte sie angeboren oder die Folge mangelnder Rückbildung im Wochenbett sein, als weitere Gründe wurden „Erschlaffung durch Masturbation" oder Chlorose angesehen.[169] Symptome der Erkrankung waren Obstipation, Harnretention, Dysmenorrhoe, Sterilität oder erschwerte Konzeption. Durch Druck des retroflektierten Uterus auf die motorischen Nerven sollte es zu Paresen der Schenkelmuskeln, „Neuralgien der Sacral-, Lumbar- und Intercostal-Nerven" und zu „Cardialgien, Aufstossen, Erbrechen, Kopfneuralgien, Geistesstörungen" kommen.[170] Therapeutisch wurden tonisierende Verfahren wie Diät, Landaufenthalt und kalte Scheidenduschen empfohlen, um die Schlaffheit der Uterusaufhängebänder zu beseitigen. Durch Kauterisation, Amputation des Gebärmutterhalses und vor allem durch die unterschiedlichsten extra- und intrauterinen Pessarien wurde versucht, den zuvor manuell reponierten Uterus in seiner Position zu halten. Ungefährlich waren diese Therapien nicht, vor allem Behandlungen, die den Muttermund und das

---

[169] Cohnstein, I.: Grundriss der Gynäkologie, Stuttgart 1876, S. 92.
[170] Cohnstein, I.: Grundriss der Gynäkologie, Stuttgart 1876, S. 95.

Innere der Gebärmutter miteinbezogen, führten nicht selten zu Entzündungen bis hin zum Tode.

Bei den Lageveränderungen der Gebärmutter handelte es sich jedoch nicht nur um ein mit der Kastration konkurrierendes Krankheitsmodell. Im Sinne von Latours Translationsbegriff machte Hegar sich dieses etablierte Krankheitsverständnis zunutze, indem er die Wirksamkeit der Kastration auch durch die Rückbildung der Gebärmutter nach Ausschaltung der Keimdrüsenfunktion erklärte.[171] Diese Rückbildung sollte genauso wie die Pessare bewirken, dass die Gebärmutter keinen Druck auf andere Strukturen im Bauchraum ausüben könne.

I. 7. 2 Therapiealternativen - dargestellt am Beispiel Bertha Perlmann

Abgesehen von der Pessarbehandlung standen weitere konservative Therapieverfahren zur Verfügung, die mit der Kastration konkurrierten. Hegar selbst hatte als Vorbedingung, um eine Kastration durchzuführen, immer wieder gefordert, dass „andere mildere Heilverfahren entweder durchaus keinen Erfolg erwarten lassen, oder ohne solchen gebraucht worden sind".[172] Die Fallberichte geben Aufschluss über Patientinnenkarrieren, die schließlich nach langer, erfolgloser Therapie in der Kastration mündeten. Eine der am ausführlichsten dokumentierten Krankengeschichten ist die der Patientin Bertha Perlmann, an der James Israel seine „Scheinkastration" durchgeführt hatte.[173] An ihrem Beispiel lassen sich die meisten Behandlungsalternativen, die der Gynäkologie zu dieser Zeit zur Verfügung standen, erläutern und gleichzeitig exemplarisch darstellen, was die meisten Patientinnen bereits hinter sich hatten, wenn als „ultimum refugium" die Exstirpation der Ovarien durchgeführt wurde.

> Berta Perlmann „wurde mit dem 15. Jahre menstruiert. Dann cessirten die Menses 2 Jahre lang, um von ihrem 17. Jahre ab regelmässig wiederzukehren. Zugleich mit dem Wiedereintritt der Periode stellte sich Erbrechen aller Speisen ein, welche sich anfänglich auf die Zeiten der Menstruation beschränkte, später aber auch in den Zwischenzeiten nach dem Genusse jeder Nahrung, vorzugsweise flüssiger eintrat. Gleichzeitig mit dem Erbrechen traten heftige Schmerzen in der linken Ovarialgegend, sowie starkes Herzklopfen ein. Die Beschwerden, stetig anwachsend, führten zu

---

[171] Kapitel Wissenschaftsgeschichte. Ausführlicher: Latour (1987) S. 108ff.
[172] Hegar, A. – Kaltenbach, R.: Operative Gynäkologie mit Einschluß der gynäkologischen Untersuchungslehre, 2. Auflage, Stuttgart 1881, S. 337.
[173] Auf die „Scheinkastration" und ihre Bedeutung wird in Kapitel II.3.2 eingegangen.

solchem Schwächegefühl, dass selbst das Sprechen die Patientin grosse Anstrengung kostete."[174] Diesen Zustand ertrug Berta Perlmann offenbar 1½ Jahre ohne ärztlichen Beistand. Im Alter von

„19. Jahren machte die Pat. eine schwere Krankheit, angeblich Nervenfieber und Lungenentzündung durch, (...). Seitdem litt sie an täglichem Erbrechen, das sowohl nüchtern, als nach Mahlzeiten auftrat. Die Menses wurden nach jener Erkrankung unregelmässig, alle 1 ½ bis 2½ Wochen, stark, 7 bis 9 Tage dauernd, mit heftigen krampfartigen Schmerzen im Unterleib".[175]

In diesem schlechten Zustand suchte die junge Frau einen Königsberger Internisten auf. Der Arzt verabreichte mit großer Geduld tonisierende Medikamente, die aber zu keinerlei Besserung des Zustandes führten. In seiner Ratlosigkeit überwies er die Patientin schließlich an einen gynäkologischen Kollegen. Weder Israel noch Hegar gingen genauer auf die von dieser „gynaekologischen Autorität" durchgeführte Lokaltherapie ein.[176] Vermutlich wurden eine Pessarbehandlung, Kauterisationen oder eine Faradisation durchgeführt und es ist wahrscheinlich, dass der Patientin bei dieser Gelegenheit die später von Hegar diagnostizierte „bedeutende Affection der Sexualorgane, welche ihrer Hauptsache nach, als Perioophoritis, Perimetritis oder allgemeine Beckenperitonitis zu bezeichnen ist", beigebracht wurde.[177] Jedenfalls konnte der zu Rate gezogene Frauenarzt, trotz allen Bemühens, nur eine Verschlimmerung des Zustandes seiner Patientin feststellen. In Königsberg gelangte man schließlich zu der Ansicht, der Patientin sei am besten durch die neuartige Kastrationstherapie des Herrn Hegar in Freiburg zu helfen. Damit wollte Frau Perlmann sich jedoch zunächst nicht abfinden. Ein neuer Arzt wurde konsultiert, dieser riet zu einer weiteren beliebten Therapiemöglichkeit, einer Kur in Franzensbad.

Das Bäderwesen war im 19. Jahrhundert zu voller Blüte gelangt, die Infrastruktur von Kurstädten wurde ausgebaut, die medizinischen Zeitschriften waren voll von Anzeigen, die Kurhotels und Sanatorien be-

---

[174] Israel, J.: Ein Beitrag zur Würdigung des Werthes der Castration bei hysterischen Frauen, in: Berliner klinische Wochenschrift 17, 1880, S. 242-245, S. 243.
[175] Hegar, A.: Zur Israel'schen Scheincastration, in: Berliner klinische Wochenschrift 17, 1880, S. 681-683, S. 681.
[176] Israel, J.: Ein Beitrag zur Würdigung des Werthes der Castration bei hysterischen Frauen, in: Berliner klinische Wochenschrift 17, 1880, S. 242-245, S. 243.
[177] Fischer-Homberger bezeichnete die Uterussonde auch als „septischen Zauberstab". Vgl. Fischer-Homberger (1979), S. 28.
Zitat: Hegar, A.: Zur Israel'schen Scheincastration, in: Berliner klinische Wochenschrift 17, 1880, S. 681-683, S. 682.

warben. Da zumindest in der bürgerlichen Schicht die Frauen wesentlich mehr Zeit mitbrachten als ihre geschäftstätigen Gatten, waren Kuren gegen Frauenleiden besonders beliebt. In ihrer wirtschaftlichen Bedeutung waren die Badeärzte eine weitaus größere Konkurrenz für die operative Gynäkologie als die akademische Psychiatrie mit ihren Methoden der Hysterietherapie. Ein ganzer Wissenschafts- und Wirtschaftszweig, die „Balneotherapie", beschäftigte sich damit, für jedes Leiden die besten Heilquellen und Therapieformen zu finden. Für Hysterie und andere Frauenleiden war Schlangenbad bei Wiesbaden ein etablierter Kurort, aber auch Marienbad oder das oben erwähnte Franzensbad kamen infrage.[178] Das Heilwasser wurde nicht nur getrunken oder zum Bad genutzt, Israels Patientin ließ auch Magenspülungen mit Carlsbader Brunnen und Heilwassereinläufe über sich ergehen. Neben diesen klassischen Kuren war es vor allem eine neue Therapieform, die „Weir-Mitchell-Mastkur", die in den 1880er-Jahren in den USA entwickelt worden war und sich zu einer Konkurrenz für Kastrationstherapie entwickelte. Unter dem Titel „Die Behandlung gewisser Formen von Neurasthenie und Hysterie" erschien 1887 die deutsche Übersetzung von Weir Mitchells Schrift „Fat and Blood".[179] Die neue Kur verbreitete sich rasch, bereits im selben Jahr konnte man in einem anderen deutschen Lehrbuch lesen: „Unsere Waffen im Kampfe gegen die Hysterie haben in neuerer Zeit eine solche Bereicherung erfahren, Hydrotherapie, allgemeine Faradisation, elektrische Bäder, statische Elektricität, Mitchell'sche Cur, dass heute Fälle ohne Operation geheilt werden, bei denen man früher jede Hoffnung fahren ließ."[180] Ein anderer Rezensent von Weir Mitchells Buch schrieb: „Den deutschen Collegen dürfte diese Uebersetzung sehr willkommen sein, da die Weir Mitchell´sche Cur bei schweren Neurosen, deren Behandlung allen anderen Heilmethoden trotzt oft vorzügliche Resultate ergibt."[181]

Die Mastkur bestand aus einer Isolierung der Kranken von ihrer Umwelt, systematischer Überernährung durch eine auf Milch basierende

---

[178] Thilenius, G.: Handbuch der Balneotherapie Bd. 2, Berlin 1882, S. 230. Und Cohnstein, I.: Grundriss der Gynäkologie, Stuttgart 1876, S. 29.
[179] Weir Mitchell, S.: Die Behandlung gewisser Formen von Neurasthenie und Hysterie, Übersetzung Klemperer, G., Berlin 1887. Titel der Orginalarbeit: Fat and Blood. An Essay on the Treatment of Certain Forms of Neurasthenia and Hysteria, Philadelphia 1877. Silas Weir Mitchell (1829-1914) war Professor am College of Physicians in Philadelphia.
[180] Löwenfeld, L.: Die moderne Behandlung der Nervenschwäche (Neurasthenie) der Hysterie und verwandter Leiden, Wiesbaden 1887, S. 97f.
[181] Dichl: Weir Mitchell. Die Behandlung gewisser Formen der Neurasthenie und Hysterie, in Münchner medicinische Wochenschrift 33, 1886, S. 899.

Diät, sowie Massage und Stromanwendungen. Ziel war eine Gewichtszunahme der Patientin von 32 bis 40 Pfund. Hinter der Therapie steckte die Beobachtung, „dass die Fettzunahme bei Rekonvaleszenten mit Vermehrung und Verbesserung des Blutes" einhergehe. Weir Mitchell folgerte daraus, gelänge es also, „immermüde, magere und dünnblutige Leute fett zu machen, dann sei auch die Blutverbesserung und Wiederherstellung der zerrütteten Gesundheit nahezu sicher zu erwarten"[182]. Hier wird deutlich, dass sich hinter der neuen Therapie auch ein neues Krankheitskonzept verbarg. Nicht im Nervensystem sah man die Krankheitsursache, sondern in der Zusammensetzung des Blutes, an Hormone dachte man dabei freilich noch nicht. Nachteil der Kur war ihre große Kostspieligkeit. Löwenfeld, der die Weir-Mitchell-Kur in seinem ebenfalls 1887 erschienenen Buch über die Behandlung der Nervenschwäche darstellt, schrieb über die Therapie: „Man findet unter den weniger Bemittelten Fälle, für welche sich diese Cur eignet, entschieden viel häufiger als unter den Gutsituierten, für erstere ist dieselbe aber schon wegen des Kostenpunktes absolut unzugänglich."[183]

Nach diesem Exkurs über Kuren als Alternative zur Kastration zurück zu Berta Perlmann. Ihr Aufenthalt in Franzensbad brachte keine Besserung der Beschwerden. Wieder in Berlin bekam sie erneut den Rat, sich bei Hegar kastrieren zu lassen. Da ihr Zustand in der Zwischenzeit jedoch so schlecht war, dass sie die Reise nach Freiburg nicht antreten konnte, entschloss man sich in Berlin, statt der Kastration die „Amputatio colli uteri" durchzuführen, „welche sich ebenso nutzlos erwies, wie alle bisherige Therapie."[184] Für viele von Hegars Patientinnen war die Kastration nicht der erste chirurgische Eingriff. Die sogenannte gynäkologische Lokalbehandlung umfasste eine Reihe von Manipulationen, angefangen bei Verbrennung des Muttermundes mit dem Glüheisen oder seiner Verätzung mit bromsaurem Kali bis hin zur chirurgischen Entfernung des Gebärmutterhalses. Gerechtfertigt wurden auch diese Eingriffe durch Reflextheorien. Wie bei der Kastration auch, herrschte die Vorstellung, durch lokale Reizung oder wahlweise auch durch die Ausschaltung eines Reizes Einfluss auf das gesamte, pathologisch veränderte Nervensystem nehmen zu können.

---

[182] Fürst, C.: Die Behandlung gewisser Formen von Neurasthenie und Hysterie. Von S. Weir Mitchell, in: Wiener Medizinische Wochenschrift 37, 1887, S. 201.
[183] Löwenfeld, L.: Die moderne Behandlung der Nervenschwäche (Neurasthenie) der Hysterie und verwandter Leiden, Wiesbaden 1887, S. 117.
[184] Israel, J.: Ein Beitrag zur Würdigung des Werthes der Castration bei hysterischen Frauen, in: Berliner klinische Wochenschrift 17, 1880, S. 242-245, S. 243.

Ebenso mit elektrischer Behandlung, der „Faradisation", glaubte man, die Reflexerregbarkeit herabsetzen zu können.[185] Die entscheidenden Therapieimpulse bei der Behandlung von nervöser Schwäche mit Elektrizität kamen auch in diesem Fall aus den USA, wo Beard und Rockwell in den 1870er-Jahren mit der Elektrizitätstherapie begonnen hatten.[186] Die therapeutischen Stromschläge wurden nicht nur an den Genitalien appliziert. Da bei Bertha Perlmann das Erbrechen im Vordergrund stand, wurde bei ihr der Magen mit galvanischen Strömen behandelt. Bei unter „Gehirnschöpfung" leidenden Neurasthenikern hingegen brachte man die Elektroden an Kopf oder Rücken an.[187] Bei Frau Perlmann zeigte allerdings auch dieses Verfahren keinen Erfolg. Nach einer weiteren Kur in Franzensbad wurde die Patientin schließlich in das jüdische Krankenhaus in Berlin aufgenommen, wo man nach einigen Wochen schließlich die Scheinkastration durchführte.[188]

Am Beispiel von Israels Patientin wurden im Wesentlichen die Therapien aufgezeigt, die man bei neurotischen Beschwerden anwandte. Bei den Fibromen bestanden die Behandlungsalternativen vor allem aus Ergotininjektionen, zu denen die Patientinnen regelmäßig in die Klinik kommen mussten. Das Ergotin wurde direkt in den Tumor gespritzt mit dem Ziel, durch Gefäßkontraktion eine Minderdurchblutung des Tumors zu erreichen und ihn damit Stück für Stück zum Absterben zu bringen. Nachteil dieser Therapie war ihre Langwierigkeit sowie die Gefahr der Verjauchung der Tumoren. Mit den Fortschritten in der Bauchchirurgie setzte sich zunehmend die direkte Entfernung des Myoms oder des ganzen Uterus durch.

---

[185] Verabreicht wurden Ströme von 3/10 bis zu 6 Milliampere über mehrere Minuten.
[186] Löwenfeld, L.: Die moderne Behandlung der Nervenschwäche (Neurasthenie) der Hysterie und verwandter Leiden, Wiesbaden 1887, S. 73.
[187] Löwenfeld, L.: Die moderne Behandlung der Nervenschwäche (Neurasthenie) der Hysterie und verwandter Leiden, Wiesbaden 1887, S. 76.
[188] Nach der „Scheinkastration" schien der Zustand der Patientin zunächst gebessert, verschlechterte sich jedoch wieder, als sie erfuhr, dass an ihr lediglich eine Scheinoperation durchgeführt worden war. Frau Perlmann stellte sich daraufhin in Freiburg vor und wünschte die Durchführung einer wirklichen Kastration (siehe Kapitel II.3.2) Hegar lehnte dies ab. Über das weitere Schicksal der Patientin gibt es keine Angaben.)

TEIL 2

DER DISKURS

II.1 Indikation und Krankheitsverständnis

Als Indikationen für die Operation gab Hegar in „Castration der Frauen" neben Fibromen des Uterus fünf Krankheitskategorien an:[189]
1. Kleine Ovarialgeschwülste.
2. Kleinzystische Follikelentartung und Stromadegeneration.
3. Uterusdefekte oder Mangel desselben bei normalen Ovarien und Atresie des Genitalkanales.
4. Lageveränderungen und Hypertrophie des Uterus.
5. Chronische Entzündung der Tuben und des Beckenbindegewebes.[190]

Im ärztlichen Alltag traten diese von Hegar aufgezählten morphologischen Veränderungen jedoch in den Hintergrund. Entscheidend waren die daraus resultierenden Beschwerden der Patientin. Der bei der gynäkologischen Untersuchung erhobene anatomische Befund diente lediglich dazu, im Sinne der oben genannten Indikationen die Richtigkeit der gestellten Anzeige zur Operation zu bestätigen. Damit kam die von Hegar ebenfalls aufgestellte „Allgemeine Indikation" der Klinikrealität wohl am nächsten. Sie lautete:

„Die Castration ist indiciert bei Anomalien und Erkrankungen, welche unmittelbar Lebensgefahr bedingen oder in kürzerer Frist zum Tode führen oder ein langdauerndes, fortschreitendes, Lebensgenuss und Beschäftigung hinderndes Siechthum zur Folge haben. Dabei wird vorausgesetzt, dass andere mildere Heilverfahren entweder durchaus keinen Erfolg erwarten lassen, oder ohne solchen gebraucht worden sind, während der Wegfall der Keimdrüsen das Uebel beseitigt."[191]

Die theoretischen, anhand morphologischer Kriterien aufgestellten Indikationen schrumpften real also zusammen zur Kastration bei Fibromyomen mit Blutungen und der Kastration bei unklaren Beschwerden, die mit Begriffen wie „Neurose" bzw. „Hysterie" bezeichnet wurden: „Mit dieser einfachen Zweitheilung lässt sich nämlich der über die Castration

---

[189] Hegar, A.: Die Castration der Frauen, in: Sammlung klinischer Vorträge, hrsg. v. Richard Volkmann, Gynäkologie No. 42, Leipzig 1878, S. 925-1068, S. 1010-1016.
[190] Gekürzte Fassung der Indikationen nach Tauffer und Fehling. In Fehling, H.: Zehn Castrationen. Ein Beitrag zur Frage nach dem Werthe der Castration, in: Archiv für Gynäkologie 22, 1884, S. 441-455.
[191] Hegar, A. – Kaltenbach, R.: Operative Gynäkologie mit Einschluß der gynäkologischen Untersuchungslehre, 2. Auflage, Stuttgart 1881, S. 335-336.

noch sehr ausgesprochenen Meinungsverschiedenheit am besten gerecht werden."[192]

II. 1. 1 Kastration bei Fibromen des Uterus

Die ersten veröffentlichten Kastrationen hatte Hegar an den beiden Patientinnen A. G. aus B. und Therese Streb von Hörden im August 1876 durchgeführt. Beide Patientinnen litten an lebensbedrohlichen Menorrhagien, hervorgerufen durch Fibrome des Uterus. Ursprünglich hatte ihr Arzt Alfred Hegar deshalb die Gebärmutter entfernen wollen. Nach Öffnung der Bauchdecke zeigte sich jedoch, dass die Voraussetzungen für diese ohnehin meist letal endende Operation so schlecht waren, „dass man sich zu der in Reserve genommenen Exstirpation der Ovarien entschloss", um somit die „anticipierte Climax" zu erreichen.[193] In beiden Fällen stellte sich der erwünschte Erfolg ein. Nach einer Blutung im Anschluss an die Operation blieb die Menstruation aus. Es zeigte sich darüber hinaus, dass nicht nur die Hämorragien aufhörten, die Kastration hatte offenbar noch weitere Auswirkungen auf die Frauen. Hegar beobachtete an seinen Patientinnen eigentümliche

„Beschwerden ähnlicher Art, wie sie sonst von Frauen, welche ihre Periode verlieren, angegeben werden: So klagen sie, es werde ihnen plötzlich heiss, es breche zeitweise ebenso plötzlich Schweiss aus, das Blut schiesse nach dem Kopf, es werde ihnen schwindlich u.s.w. Diese Erscheinungen sind stärker zur Zeit des Menstruationstermins. Bei beiden Operirten scheint die Grösse des Tumors etwas abgenommen zu haben, wenn auch bei der Ungenauigkeit derartiger Messungen die Abnahme durch Zahlen bis jetzt nicht zu belegen ist."[194]

Zwar hatte der Kastrationsdiskurs mit der Durchführung des Eingriffes bei Fibromen begonnen, der Anstieg der Operationszahlen für diese Indikation war jedoch im Vergleich zur Kastration bei Neurosen eher zögerlich. Die „beidseitige Ovariotomie" bei Fibromen erreichte erst 1895 ihren Höhepunkt, während die Kastration bei Neurosen bereits 1881 ihren Zenit überschritten hatte. Diese Entwicklung nahmen, wie das fol-

---

[192] Prochownick, L.: Beiträge zur Castrationsfrage. Nach einem am 6. April 1886 im ärztlichen Vereine zu Hamburg gehaltenen Vortrage, in: Archiv für Gynäkologie 29, 1887, S. 183-270, S. 184.
[193] Stahl, K.: Der anticipierte Climax durch Exstirpation der Ovarien bei Fibromyomen des Uterus. Mittheilung aus der gynäkologischen Klinik in Freiburg i. Br., in: Deutsche medicinische Wochenschrift 2, 1876, S. 595-598, S. 595.
[194] Stahl, K.: Der anticipierte Climax durch Exstirpation der Ovarien bei Fibromyomen des Uterus. Mittheilung aus der gynäkologischen Klinik in Freiburg i. Br., in: Deutsche medicinische Wochenschrift 2, 1876, S. 595.

gende Zitat aus Ludwig Prochownicks Artikel „Beiträge zur Castrationsfrage" zeigt, auch die Zeitgenossen wahr:[195]
„Diese gerade Umkehrung des Zahlenverhältnisses zwischen Fibrom- und Neurosencastration erläutert am deutlichsten den Umschwung der Anschauung über den Werth beider Operationsarten für die eigene Person, und ich glaube, dass derselbe auch im Allgemeinen die veränderte Meinung zahlreicher Fachgenossen kennzeichnet".[196]

Dieser von Prochownick bemerkte „Umschwung" fiel zeitlich zusammen mit Hegars Interessensverlust an der Kastration und der beginnenden Tätigkeit Wilhelm Wiedows auf diesem Gebiet. Während Hegars Interesse in erster Linie dem umstrittensten Thema „Kastration bei Neurosen" gegolten hatte, übernahm sein Schüler und Schwiegersohn Wilhelm Wiedow Mitte der 1880er-Jahre die Untersuchungen über Kastration bei Fibromyomen. Funk weist in seiner Arbeit 508 Hegar-Operationen bei Blutungen und Fibromen nach.[197] Damit war dies die häufigste Indikation, die zur Operation führte. Meine Quellenauswertung, nicht auf die Anzahl der durchgeführten Operation, sondern auf die Anzahl der publizierten Artikel hin, ergibt jedoch, dass zur Kastration bei Fibromen nur etwa halb so viele Artikel erschienen sind wie zur Hegar-Operation bei Neurosen. Auch unter Berücksichtigung der Tatsache, dass selbst bei eingehender Recherche nicht alle Artikel zur Kastration gefunden wurden und dass von den 332 Artikeln zur Kastration nur 194 eindeutig einer bestimmten Indikation zugeordnet werden konnten, ist der Unterschied von 80 zu 46 Artikeln so gravierend, dass ein geradezu umgekehrt proportionales Verhältnis zwischen Medienpräsenz der einzelnen Indikationen und der tatsächlichen Nutzung der Operation unterstellt werden kann, was darauf schließen lässt, dass die Kastration bei Fibromen weitaus weniger umstritten war als die Durchführung der Operation bei Hysterie.[198]

Der relativ große Erfolg der Hegar-Operation bei benignen Uterustumoren erklärt sich zum Teil aus der enormen Differenz in den Mortalitätsziffern, die die Kastrationen gegenüber den Fibromenukleationen eindeutig in Vorteil setzten. Gusserow gab für die Mortalität bei den Operationen am Uterus einen Prozentsatz von, je nach Operationsmethode, zwischen 33 % bis 70,5 % an, dem stand für die Entfernung der Ova-

---
[195] Funk (1984), S. 110. Und: Burger (1984), S. 161.
[196] Prochownick, L.: Beiträge zur Castrationsfrage. Nach einem am 6. April 1886 im ärztlichen Vereine zu Hamburg gehaltenen Vortrage, in: Archiv für Gynäkologie 29, 1887, S. 183-270, S. 183.
[197] Funk (1984), S. 85.
[198] Die restlichen 68 Artikel entfallen auf die Kastration bei Osteomalazie.

rien eine Mortalität von nur 14 % bis 22 %, je nach Operateur, gegenüber.[199]

Seine erste Kastration wegen Fibromen hatte Hegar bei einer „Indicatio vitalis" „wegen lebensgefährlicher Blutungen unternommen."[200] Mit sinkender Mortalitätsrate verschob sich jedoch die hinter der Operation stehende Intention. Zunehmend wurden auch weniger gravierende Krankheitszustände ohne „directe Lebensgefahr" mit Kastration behandelt.[201] Die Wiederherstellung des Wohlbefindens und vor allem der Arbeitskraft rückten in den Vordergrund. Welche Rolle der Leistungsaspekt spielte, wird durch das folgende Zitat über den Eingriff an „social schlecht gestellten Frauen" verdeutlicht.

„Alle drei bis vier Wochen eine Reihe von Tagen liegen zu müssen, ständig sich krank zu fühlen, viele Monate lang zum Arzte oder zu Polikliniken zwecks Ergotininjectionen u.s.w. gehen zu sollen, setzt entweder die häusliche Thätigkeit oder was oft wichtiger ist, die dringend nöthige Erwerbsfähigkeit solcher Frauen in so hohem Gerade herab, dass sie viel häufiger den Arzt eher um eine raschere operative Hülfe angehen, als dieser dieselbe schon für geboten erachtet."[202]

In zahlreichen Fällen berichteten Ärzte von Patientinnen, die sich durch die Operation eine schnelle Heilung versprachen und geradezu auf den Eingriff drängten. Manche Autoren sahen es daher als einen Nachteil der Kastration an, dass es längere Zeit dauerte, bis „die gewünschte Abschwellung und Resorption der Geschwülste" eintrat. Sie kritisierten: „Die Geduld der Kranken wird auf eine sehr harte Probe gestellt, der psychi-

---

[199] Zur Mortalität bei Operationen an der Gebärmutter siehe: Gusserow, A.: Die Neubildung des Uterus, in: Handbuch der Frauenkrankheiten Bd. 1, hrsg. v. Billroth, T., Stuttgart 1878, S. 82ff.
Zur Mortalität bei Entfernung der Ovarien siehe: Hegar, A. – Kaltenbach, R.: Operative Gynäkologie mit Einschluß der gynäkologischen Untersuchungslehre, 2. Auflage, Stuttgart 1881, S. 372.
[200] Hegar, A.: Zur Exstirpation normaler Eierstöcke bei Fibromyomen des Uterus, in: Centralblatt für Gynäkologie 1, 1877, S. 73-75, S. 73.
[201] Fehling, H.: Bericht über die Verhandlungen der gynäkologischen Section der Naturforscherversammlung zu Baden-Baden. Hegar, A.: Demonstration an Lehrmitteln und Operirten, in: Centralblatt für Gynäkologie 3, 1879, S. 481-484.
[202] Vgl. Prochownick, L.: Beiträge zur Castrationsfrage. Nach einem am 6. April 1886 im ärztlichen Vereine zu Hamburg gehaltenen Vortrage, in: Archiv für Gynäkologie 29, 1887, S. 183-270, S. 190.

sche Eindruck der noch bestehenden Geschwulst ist für die Kranke zuerst immer etwas niederdrückend."[203]

Auch die Langzeiteffekte der Operation wurden mit den Jahren immer deutlicher sichtbar. Nebenwirkungen des Eingriffes, wie Verwachsungen im Bauch, Narbenbrüche, vor allem aber die klimakterischen Beschwerden, traten in den Vordergrund. Verschiedene Autoren wiesen darauf hin, dass solche Nebenwirkungen bei Gebärmutteroperationen nicht zu erwarten seien. Um die Jahrhundertwende versuchten einige Kastrationsanhänger Hitzewallungen und andere Ausfallserscheinungen mit „Oophorintabloids", also Tabletten aus Ovarialextrakten, zu behandeln, mit wechselndem Erfolg.[204] Zu diesem Zeitpunkt hatte die direkte Myomenukleation die Kastration ohnehin bereits weitgehend verdrängt.[205] Technisch hatte man bei der Kastration eine Stagnation erreicht. Die Mortalitätsrate betrug je nach Operateur etwa 5,3 %, weitere Verbesserungen ließen sich aber kaum noch erreichen.[206]

II. 1. 2 Kastration bei Neurosen

Nachdem in Deutschland bekannt geworden war, dass der amerikanische Gynäkologe Robert Battey schon seit 1872 Kastrationen durchführte, teilte Hegar in seinem Vortrag auf der Versammlung Deutscher Gynäkologen in München 1877 überraschend mit, auch er habe bereits 1872 eine Patientin, Frau M. aus Kenzingen, kastriert.[207] Der Grund dafür seien unerträgliche „Ovarialneuralgien" gewesen, durch welche die Frau zur Morphistin geworden war. Mit dieser Veröffentlichung meldete Hegar nicht nur seinen Prioritätsanspruch auf die Kastration an, sondern führte gleichzeitig die Kastration bei Neurosen ein. Es ist unklar, ob er die Veröffentlichung dieses Falles so lange zurückhielt, weil die Patientin an den Folgen der Operation verstorben war, oder weil er wusste, dass eine Kastration bei Neurosen sehr viel schwerer durchzusetzen sein würde als bei Fibromyomen.

---

[203] Prochownick, L.: Beiträge zur Castrationsfrage. Nach einem am 6. April 1886 im ärztlichen Vereine zu Hamburg gehaltenen Vortrage, in: Archiv für Gynäkologie 29, 1887, S. 183-270, S. 189.

[204] Vgl. Cohn: Ueber die Dauererfolge vollständiger oder theilweiser Entfernung der Gebärmutteranhänge, in: Archiv für Gynäkologie 59, 1899. S. 24-48, S. 46f.

[205] Vgl. Funk (1984), S. 110.

[206] Hegar, A. – Kaltenbach, R.: Operative Gynäkologie mit Einschluß der gynäkologischen Untersuchungslehre, 2. Auflage, Stuttgart 1881, S. 420.

[207] Hegar gab an, er habe den Fall nicht früher publiziert, weil die Patientin infolge der Operation an einer Peritonitis verstorben sei.

Nicht nur aus heutiger Sicht erscheint die Indikation, „Neurose" oder „Hysterie", sehr fragwürdig, auch im 19. Jahrhundert war es die umstrittenste Begründung für eine Kastration. Eine der Hauptursachen hierfür war, dass die „Krankheit" selbst, auch aus damaliger Sicht, schlecht definiert war. Hegar verwendete daher den Begriff „Hysterie" nicht, sondern sprach in Zusammenhang mit der Kastration ausschließlich von „Neurosen". Im allgemeinen Sprachverständnis war jedoch auch diese „Erkrankung" nicht besser definiert. Das Wort „Neurose" wurde vielfach als Überbegriff verwendet, für Störungen wie Hysterie, Neuralgien, Epilepsie, Chorea und Psychosen wie Melancholie, Manie und Paranoia. Das medizinische Standardlexikon „Eulenburg" schrieb über die Neurose 1888: „Schlecht gebildetes, modernes Wort im Sinne von Nervenerkrankung, Neuropathie."[208] Nach Hegars Verständnis zeichnete sich die Neurose im Gegensatz zur Hysterie dadurch aus, dass sie sich in einen festen Zusammenhang mit einer körperlichen Ursache bringen ließ. Er schrieb:

> „Die Zunahme oder Abnahme der Neurose hält gleichen Schritt mit der Zunahme oder Abnahme der anatomischen Veränderungen und der direct von dem Localprocess ausgehenden Erscheinung. Ein umgekehrtes Verhältnis kann übrigens eintreten und durch seine Erklärung den Ursprung der Neurose aus dem Genitalleiden bestätigen."[209]

Die meisten von Hegars Zeitgenossen verwendeten die Ausdrücke „Hysterie" und „Neurose" praktisch synonym. Der geforderte Zusammenhang von körperlichen Prozessen und hysterischen Symptomen wurde, wie das nachstehende Beispiel zeigt, rein assoziativ hergestellt.

Die folgende Operation hatte der Gynäkologe Bernhard Heilbrun 1882 in seiner Praxis durchgeführt. Zur Begründung seines Eingriffes schrieb er einleitend:

> „Wenn man die präcise Indikation, welche Hegar - Kaltenbach (Operative Gynäkologie p. 335) geben, »die Kastration ist indiciert bei Anomalien und Erkrankungen, welche unmittelbar Lebensgefahr bedingen, oder in kürzerer Frist zum Tode führen, oder ein langdauerndes, fortschreitendes, Lebensgenuss und Beschäftigung hinderndes Siechthum zur Folge haben; dabei wird vorausgesetzt, dass andere Heilverfahren keinen Erfolg

---

[208] Anonym: »Neurose«, in: Eulenburg, Real-Encyclopädie der gesamten Heilkunde, Wien/Leipzig 1888, S. 340-341.
[209] Hegar, A. – Kaltenbach R.: Operative Gynäkologie mit Einschluß der gynäkologischen Untersuchungslehre, 2. Auflage, Stuttgart 1881, S. 338-339.

hatten«, stellen kann, wie in unserem Falle, so ist die Kastration das einzig berechtigte Mittel."[210] Die von Hegar gestellten Bedingungen erfüllte Heilbruns Patientin tatsächlich. Sie war sieben Jahre lang bettlägerig gewesen. Während dieser Zeit litt sie an Magenkrämpfen und Erbrechen, sodass sie nur mit Eiern und Milch ernährt werden konnte. Zu diesen Beschwerden kam eine Kontraktur, welche an der linken unteren Extremität begonnen hatte und schließlich auf den ganzen Körper übergriff. Die Ärzte hatten beobachtet, dass „alle diese Erscheinungen durch einen starken Druck auf die linke Ovarialgegend gemildert" wurden.[211] Für die Operation sprach außerdem, dass die Patientin bei Berührung der linken Unterbauchgegend die Augen fest zukniff. Gänzliche Sicherheit darüber, dass es sich bei dem Befund um die Folge einer Ovarialerkrankung handelte, ergab die in Narkose durchgeführte gynäkologische Untersuchung. Deren Befund lautete „Rechtes Ovarium nicht zu fühlen, linkes walnussgroß, prallelastisch, beweglich." Heilbruns Bericht zufolge genas die Patientin innerhalb von 10 Monaten nach der Operation vollständig.

Äußerungen Hegars wie die folgende: „Ausserdem glaube ich, dass die Anzeige zu unserer Operation sich häufiger findet, als ich selbst früher annahm."[212] wurden häufig zitiert und trugen dazu bei, dass sich die Kastration bei Neurosen, (scheinbar) legitimiert durch Hegars Texte, zwischen 1877 und 1880 rasch und unkontrolliert ausbreitete.[213] Unter Hegars Kritikern hieß es daher bald: „Hegar castriert alle Hysterischen".[214] Nachdem James Israel 1880 mit der Scheinkastration einer Patientin zumindest vorübergehend Erfolg gehabt hatte, schien die Euphorie zunächst gebremst. Um 1884 kam es zu einem vorläufigen Tiefpunkt der Popularität der Kastration bei Neurosen.[215] Hegar reagierte hierauf mit einem zweiten Schub von Veröffentlichungen, in denen er die vielen Fälle, bei denen sich durch den Eingriff keine Besserung des Krankheitsbildes ergeben hatte, durch falsche Indikationsstellung und

---

[210] Heilbrun, B.: Ein Fall von hochgradiger Hysterie durch Kastration geheilt, in: Centralblatt für Gynäkologie 7, 1883, S. 601-604, S. 604.
[211] Heilbrun, B.: Ein Fall von hochgradiger Hysterie durch Kastration geheilt, in: Centralblatt für Gynäkologie 7, 1883, S. 601-604, S. 603.
[212] Hegar, A.: Über Kastration. Vortrag in der gynäkologischen Sektion der 52. Versammlung deutscher Naturforscher und Aerzte zu Baden-Baden am 19. September 1879, in: Centralblatt für Gynäkologie 3, 1879, S. 529-539, S. 530.
[213] Buntzel, R.: Vier Castrationen. Aus der gynäkologischen Klinik zu Breslau, in: Archiv für Gynäkologie 16, S. 107-123, S. 123.
[214] UAF, Nachlass Alfred Hegar, C123, Brief Fritsch an Hegar 29.01.1885.
[215] Burger (1984), S. 161.

technisch schlechte Ausführung erklärte.[216] Außerdem erläuterte er, werde der Erfolg gefährdet durch Verwachsungen, Erschlaffung der Bauchdecke und schließlich auch durch eine unzureichende Nachbehandlung sowie durch das „Gesetz vom ausgefahrenen Gleise", wonach eine schon lange bestehende Neurose auch nach Entfernung des auslösenden Organs nicht mehr reversibel sei, weil sich das Leiden bereits so weit generalisiert habe, dass es auch durch andere Reize als den genitalen aufrechterhalten werde.[217]

Die Zahl der Kastrationen bei Neurosen stieg daraufhin wieder an, aber auch die kritischen Stimmen nahmen zu.[218] Mehr und mehr wurden der Missbrauch der Operation und die Konzeptlosigkeit vieler Operateure angeprangert. Hinzu kam ein weiteres Argument gegen derartige Eingriffe. Um den Kieler Frauenarzt Richard Werth sammelten sich diejenigen Gynäkologen, die die Operation bei Hysterie nicht nur für nutzlos hielten, sondern die Ansicht vertraten, Psychosen könnten durch gynäkologische Behandlung sogar gefördert werden. Werth berichtete in seinem Referat „Ueber Entstehung von Psychosen im Gefolge von Operationen am weiblichen Genitalapparate", er habe bei einer Untersuchung von 300 gynäkologisch operierten Patientinnen sechsmal eine Psychose infolge der Operation diagnostiziert. Von diesen sechs Psychosen seien drei nach Kastration aufgetreten.[219]

Der Beitrag Werths war der einflussreichste zu diesem Thema, aber nicht der erste. Im Jahr zuvor hatte beispielsweise der Frauenarzt Runge von einem Fall berichtet, bei dem ihm mit Klage gedroht worden war, nachdem er die Frau eines Landesgerichtspräsidenten operiert hatte. Im Anschluss an den Eingriff hatte die Patientin eine schwere Neurose entwickelt, für die der Ehemann nun den Operateur verantwortlich machte.[220] Angesichts solcher Berichte setzte sich bei vielen Frauenärzten die Meinung durch, dass ein Eingriff an den Genitalorganen „wegen der mit solchen Manipulationen verbundenen Aufregung, den Krank-

---

[216] Hegar, A.: Der Zusammenhang der Geschlechtskrankheiten mit nervösen Leiden und die Castration bei Neurosen, Stuttgart 1885, S. 60f.
[217] Hegar, A.: Der Zusammenhang der Geschlechtskrankheiten mit nervösen Leiden und die Castration bei Neurosen, Stuttgart 1885, S. 27.
[218] Vgl. Burger (1984), S. 161.
[219] Werth, R.: Ueber Entstehung von Psychosen im Gefolge von Operationen am weiblichen Genitalapparate. Vortrag gehalten auf der zweiten Versammlung der Deutschen Gesellschaft für Gynäkologie Mai 1888, in: Verhandlungen der deutschen Gesellschaft für Gynäkologie (Berlin) 2, 1888, S. 60-64.
[220] Gnauck: Über den Einfluss gynäkologischer Operationen auf Neurosen, Diskussion zum Vortrag gehalten auf der Sitzung der Gesellschaft für Geburtshilfe und Gynäkologie am 11. Juni 1887, in: Centralblatt für Gynäkologie 11, 1887, S. 462.

heitszustand" noch verschlimmern könne.[221] Besonders natürlich bei dem ohnehin labilen psychischen Zustand der Hysterischen könne eine latente Neurose durch die Eindrücke der Operation erst recht zum Ausbruch kommen. In diesen Befürchtungen kommt der Paradigmenwechsel zum Ausdruck, der sich in Bezug auf das Krankheitsverständnis der Hysterie vollzog. Das von Hegar propagierte Konzept, nach dem körperliche Ursachen die bekannten Symptome hervorrufen sollten, war im Sinne der zunehmend populärer werdenden „psycho-traumatischen" Hysteriedefinition dahingehend verändert worden, dass psychische Belastungen die Symptome hervorrufen oder verschlimmern sollten. Unterstützt wurde dies von jenen Psychiatern, die längst „gegen die Verallgemeinerung der gynäkologischen Behandlung geisteskranker Frauen" ankämpften.[222]

II. 1. 3 Kastration bei Epilepsie

Eine sichere Unterscheidung zwischen hysterischen und epileptischen Krampfanfällen war Ende des 19. Jahrhunderts nicht möglich.[223] Der Übergang von Hysterie zu Epilepsie war daher fließend. In der Grauzone zwischen einem eindeutig hysterischen Krankheitsbild und der Epilepsie befand sich die sogenannte „Hysteroepilepsie". Es ist daher nicht verwunderlich, dass es die Kastration über diese Brücke bis in die Epilepsietherapie schaffte. Hegar erwähnte bereits 1878 Hysteroepilepsie und Epilepsie als Indikationen zur Kastration, sobald die Beschwerden durch Anomalien der Eierstöcke bedingt seien.[224] Beobachtungen hatten gezeigt, dass es bei Frauen zum Teil zu zyklusabhängigen Schwankungen der Anfallshäufigkeit kam. Da sich gerade prämenstruell oder während der Menstruation die Anfälle zu häufen schienen, lag es nahe, auch bei dieser Erkrankung durch Entfernung der Ovarien Abhilfe schaffen zu wollen, zumal einige Ärzte klare Vorstellungen von der Pathogenese der Anfälle hatten. Sie gingen davon aus, dass es durch den Menstruationsvorgang zu einer reflektorischen Reizung der Großhirnrinde komme, in deren Folge epileptische Anfälle auftreten sollten.[225]

---

[221] Holst: Die Behandlung der Hysterie, der Neurasthenie und ähnlicher Neurosen, in: Wiener medizinische Wochenschrift 42, 1892, S. 1569.
[222] Peretti, J.: Gynäkologische Behandlung und Geistesstörung, in: Wiener medizinische Wochenschrift 33, 1883, S. 387-388, S. 388.
[223] Micale (1993), S. 505.
[224] Hegar, A.: Ueber die Exstirpation normaler und nicht zu umfänglichen Tumoren degenerierter Eierstöcke II. Die Operation, in: Centralblatt für Gynäkologie 2, 1878, S. 25-39, S. 29.
[225] Leppmann, A.: Die Castrationen bei Epilepsie und Hystero-Epilepsie, in: Archiv für Gynäkologie 26, 1885, S. 57-71. S. 60.

Vereinzelt wurden auch eugenische Motive für die Durchführung des Eingriffes angeführt, so berichtete ein Assistenzarzt aus der von Fritsch geleiteten Breslauer Frauenklinik von drei Kastrationen an Patientinnen, die an Epilepsie und Hysteroepilepsie litten. Alle drei stammten aus zerrütteten sozialen Verhältnissen, eine Patientin war geistig retardiert, die andere zeitweilig als Prostituierte tätig, die dritte wurde als schwermütig beschrieben. Obwohl er den Erfolg aller drei Operationen als zweifelhaft beurteilte, wollte der Autor weitere operative Therapieversuche unternehmen. Einerseits wegen der „trostlosen Aussichten" des Krampfleidens, andererseits war er der Meinung, dass „die künstliche Sterilisirung bei Individuen, die ihren Nachkommen nichts als ein ausgiebiges, pathologisches Fideicommiss' zu vererben hatten, als ein willkommener Miterfolg für die Operation ins Gewicht" fiele.[226]

II. 1. 4 Die Wandlung des Krankheitsverständnisses

Bei Hegars ersten Kastrationen war von einer Veränderung der Eierstöcke nicht die Rede gewesen, bei den Fibrompatientinnen wurde allenfalls der Uterus als das pathologisch veränderte Organ erwähnt.[227] Im Mittelpunkt stand der innovative Gedanke, durch chirurgische Lokaltherapie eines an sich gesunden Organs eine Wirkung auf das gesamte Individuum erzielen zu wollen. In den folgenden Jahren fand jedoch eine Transformation dieser ursprünglichen Idee statt. Obwohl die Kenntnis von der Steuerungsfunktion des Ovars mehr und mehr zum akzeptierten Lehrbuchwissen avancierte, setzte Hegar die anfängliche Begründung seiner Operation nicht konsequent durch. Fast unbemerkt wurden die zu Beginn gesunden Eierstöcke mehr und mehr zum kranken Organ, das entfernt wurde. Erste Anzeichen dieser Bedeutungsverschiebung zeigten sich bereits in Zusammenhang mit Hegars Referat auf der „Versammlung deutscher Gynäkologen" 1877 in München. Während der Vortrag noch unter dem Titel „Ueber Exstirpation normaler Ovarien"[228] angekündigt worden war, trug die wenige Wochen nach dem Treffen erschienene schriftliche Version den Titel „Ueber die Exstirpation normaler und nicht

---

[226] Leppmann, A.: Castrationen bei Epilepsie und Hystero-Epilepsie, in: Archiv für Gynäkologie 26, 1885, S. 57-71, S. 62.
[227] Eine Untersuchung der entfernten Ovarien hatte gar nicht stattgefunden.
[228] Hegar, A.: Ueber Exstirpation normaler Ovarien. Vortrag gehalten auf der Versammlung deutscher Gynäkologen in München 16.09.1877, in: Archiv für Gynäkologie 12, 1877, S. 316.

zu umfänglichen Tumoren degenerirter Eierstöcke".[229] Die entfernten Ovarien wurden darin wie folgt beschrieben:

> „Der rechte Eierstock enthielt eine Cyste von der Grösse eines Hühnereies, der linke war wenig verändert."[230]

Die veränderten Ovarien, die Hegar zunächst lediglich beobachtet hatte, wurden im Laufe der Zeit weiter pathologisiert und allmählich zum Grund für eine Kastration. In der zweiten Beschreibung derselben Eierstöcke aus dem Jahr 1881 heißt es:

> „Beide Eierstöcke wurden entfernt. Beide zeigten Entartung des Stromas und kleincystische Follikeldegeneration. Der rechte enthielt eine hühnereigrosse folliküläre Cyste."[231]

Bis 1884 hatte sich Hegars Ansicht über die Kastration so weit gewandelt, dass es in seinem Vortrag auf dem „Internationalen Medicinischen Kongress" in Kopenhagen hieß:

> „Von dem künstlichen Klimax wissen wir aber noch sehr wenig; wir wissen, dass die Menstruation schwindet und die Gebärmutter schrumpft, aber von den Konsequenzen, die der künstliche Klimax für den ganzen Körper hat, wissen wir sehr wenig, so wenig, dass wir hierin keine Indikation für die Kastration finden können. Aus dem Gesagten geht also hervor, dass eine solche ohne nachweisbare anatomische Veränderung der Sexualorgane nicht aufzustellen ist."[232]

Mit der Verschiebung im Krankheitsverständnis einhergehend war eine zunehmende Forschungstätigkeit in Freiburg mit dem Ziel, diese Eierstockveränderungen als Krankheitsentitäten zu beschreiben. Die Kenntnisse über die physiologische Anatomie der Generationsdrüsen waren im 19. Jahrhundert noch mangelhaft. Die Ovarien mit ihren zyklischen Veränderungen machten es den Frauenärzten schwer, zwischen normalen Eierstöcken und krankhaften Veränderungen zu unterscheiden und abzuschätzen, ob die Symptome einer Patientin im Zusammenhang mit einer Erkrankung der Eierstöcke stand oder andere Ursachen hatte.

---

[229] Hegar, A.: Ueber die Exstirpation normaler und nicht zu umfänglichen Tumoren degenerirter Eierstöcke I. Die Bedeutung des Eierstocks für den Organismus, in: Centralblatt für Gynäkologie 1, 1877, S. 297-307.
[230] Hegar, A.: Ueber die Exstirpation normaler und nicht zu umfänglichen Tumoren degenerierter Eierstöcke II. Die Operation, in: Centralblatt für Gynäkologie 2, 1878, S. 25-39, S. 26.
[231] Hegar, A. – Kaltenbach, R.: Operative Gynäkologie mit Einschluß der gynäkologischen Untersuchungslehre, 2. Auflage, Stuttgart 1881, S. 324.
[232] Hegar, A.: Kastration als Mittel gegen nervöse und psychische Leiden. Vortrag auf dem VIII. Internationalen Medicinischen Kongress zu Kopenhagen, August 1884, in: Centralblatt für Gynäkologie 8, 1884, S. 593.

Vor allem Hegars Schüler Paul Gustav Bulius widmete sich Untersuchungen, die den pathologischen Charakter von Ovarialveränderungen nachweisen sollten. Zunächst beschäftigte sich Bulius mit dem Krankheitsbild der „kleinzystischen Follikeldegeneration". Hegar hatte diese, bereits von Rokitansky beschriebene Veränderung, als Indikation zur Entfernung der Eierstöcke aufgeführt. Er war der Meinung, es bestehe eine besondere Beziehung zwischen Neurosen und der „kleinzystischen Degeneration". Wie aus obigem Zitat hervorgeht, hatte er seiner 1872 operierten Patientin rückwirkend diese Erkrankung zugeschrieben.[233] Die fehlende Präzision bei der Beschreibung der Morphologie dieser Erkrankung wurde wettgemacht durch Hegars dezidierte Vorstellung von der Pathogenese der „kleinzystischen Degeneration". Eine „übermäßige geschlechtliche Reizung", meinte er,

„führe zu excessiver Ovulation, excessiver Entwicklung zahlreicher Follikel und Störung in der Rückbildung derselben. Dabei habe er hochgradige nervöse Erscheinungen, bei Hysteroepilepsie, beginnende Psychose beobachtet."[234]

Bulius fügte als weitere Ursachen für die „kleinzystische Follikeldegeneration" tuberkulöse Tubenentzündungen, Fibroma uteri und Perioophoritis hinzu, hatte aber ebenfalls Probleme, das anatomische Korrelat der Erkrankung zu beschreiben. In seinem Vortrag vor der Deutschen Gesellschaft für Gynäkologie räumte er ein: „Die unanfechtbare mikroskopische Untersuchung der Eierstöcke stösst auf viele Schwierigkeiten".[235] Seine Beschreibung der Morphologie umfasste von Zysten mit „schokoladefarbenem Inhalte" bis zu in der Entwicklung stehen bleibenden Follikeln die verschiedenartigsten Phänomene.[236] Die Folgen der von Hegar und Bulius beobachteten Eierstockveränderung waren ausgesprochen inkonstant. Mal kam es zu schweren Neurosen, mal zeigten die Patientinnen überhaupt keine Symptome. Während man in Freiburg überzeugt

---

[233] Hegar, A. – Kaltenbach, R.: Operative Gynäkologie mit Einschluß der gynäkologischen Untersuchungslehre, 2. Auflage, Stuttgart 1881, S. 324. Hegar hatte diese Ovarien erstmals 1877 beschrieben, später erfolgte eine Beschreibung in seinem Lehrbuch. Der Vergleich der beiden Aussagen über dieselben Eierstöcke zeigt, wie sich die Indikationsstellung von gesunden zu kranken Ovarien veränderte.
[234] Anonym: Bericht über Hegars Äußerungen bei den Verhandlungen der gynäkologischen Section der 59. Versammlung deutscher Naturforscher und Aerzte in Berlin 1886, in: Archiv für Gynäkologie 29, 1886, S. 335.
[235] Bulius, G.: Die kleincystische Degeneration des Eierstockes. Vortrag gehalten auf der dritten Versammlung der deutschen Gesellschaft für Gynäkologie in Freiburg 1889, in: Archiv für Gynäkologie 35, 1889, S. 533-534, S. 533.
[236] Bulius, G.: Die kleincystische Degeneration des Eierstockes. Vortrag gehalten auf der dritten Versammlung der deutschen Gesellschaft für Gynäkologie in Freiburg 1889, in: Archiv für Gynäkologie 35, 1889, S. 533-534, S. 534.

war, bei der „kleinzystischen Degeneration" handle es sich um ein pathologisches Phänomen, versuchte Wilhelm Nagel, das Gegenteil nachzuweisen. Nagel arbeitete in den 1880er-Jahren an der Charité bei Gusserow. Der Berliner Ordinarius war der Kastration gegenüber kritisch eingestellt und hatte daher seinen Mitarbeiter Mitte der 1880er-Jahre beauftragt, Operationspräparate zu färben und auf krankhafte Veränderungen zu untersuchen. Auch Nagel musste zugeben,

> „dass die Untersuchung der Ovarien mit eigenartigen Schwierigkeiten verknüpft ist, dass es schwer ist, das Normale vom Pathologischen zu unterscheiden".[237]

Er kam aber nach seinen mikroskopischen Betrachtungen zu dem Schluss, dass

> „kein krankhafter Zustand, den man mit diesem Namen 'kleinzystische Folliculärdegeneration' belegen kann", bestehe."[238]

Nagel konnte zwar nachvollziehen, dass Hegar und Kaltenbach bei Kastrationen wegen Neurosen häufiger kleinzystisch degenerierte Ovarien gefunden hatten, sah hierin jedoch keine Krankheitsursache,

> „sonst könnte man schliesslich dahin kommen, die Operation vorzunehmen in der Hoffnung, nachträglich die Indication gestellt zu sehen, und zwar durch einen Befund, welcher - wie ich unten beweisen werde - gar kein krankhafter ist."[239]

Neben seinem einflussreichen Lehrer Gusserow verwies Nagel auf weitere Autoritäten, wie Olshausen, Ziegler, Leopold, Waldeyer und sogar Virchow, die die pathologische Bedeutung der kleinzystischen Degeneration ebenfalls angezweifelt hatten.

Bulius konnte sich gegen diese Berliner Übermacht kaum durchsetzen. Die „Münchner medicinische Wochenschrift" widmete ihm nur eine kleine Randnotiz, in der zudem die Hauptaussage seines Vortrags auf dem Kongress der „Deutschen Gesellschaft für Gynäkologie" ins glatte Gegenteil verkehrt wurde, denn der Text lautete: „Vortragender fand nach interessanten Untersuchungen, dass die kleincystische Degeneration der Ovarien stets ein physiologischer Vorgang ist, ist daher zu gleichem Resultat, wie Nagel gekommen."[240]

---

[237] Nagel, W.: Beitrag zur Anatomie gesunder und kranker Ovarien, in: Archiv für Gynäkologie 31, 1887, S. 326-362, S. 330.
[238] Nagel, W.: Beitrag zur Anatomie gesunder und kranker Ovarien, in: Archiv für Gynäkologie 31, 1887, S. 326-362, S. 330.
[239] Nagel, W.: Beitrag zur Anatomie gesunder und kranker Ovarien, in: Archiv für Gynäkologie 31, 1887, S. 326-362, S. 329.
[240] Bulius, G.: Ueber die kleincystische Degeneration des Eierstocks. Vortrag gehalten auf dem Kongress der Deutschen Gesellschaft für Gynäkologie 12.-14. Juni

Ein Widerspruch seitens Bulius erfolgte nicht, dennoch wurde in Freiburg weiter an der „kleinzystischen Degeneration" geforscht. In einer Folgearbeit fand Bulius heraus, dass nicht nur Neurosen mit einer zystischen Veränderung der Eierstöcke einhergehen. Er hatte 50 entfernte Ovarien von Fibrompatientinnen histologisch aufgearbeitet und konnte nun nachweisen: „Die Ovarien sind bei Fibroma uteri stets mehr oder weniger erheblich verändert".[241]

Neben der „kleinzystischen Follikeldegeneration" hatte Bulius noch eine zweite Ovarialveränderung gefunden, der er einen pathologischen Charakter zuschrieb: die sogenannte „Angiodystrophia ovarii". Sie zählte für ihn ebenfalls zu den Kastrationsanzeigen. In der letzten Auflage der „Operativen Gynäkologie" wurde die „Angiodystrophia ovarii" nicht ausdrücklich erwähnt, unter den anatomischen Befunden, „welche zur Castration eine Anzeige zu geben vermögen", war jedoch von „degenerativen Vorgängen in der Gefässwand, mit Papillom- und Fibrombildung auf der Oberfläche" die Rede.[242] Abgesehen davon wurde Bulius' neue Indikation jedoch nicht rezipiert.

II. 1. 5 Kastration bei Osteomalazie

Einen entscheidenden neuen Impuls für die Operation gab Hegars Schüler Hermann Fehling 1887, als er die Kastration bei Knochenerweichung einführte. Fehling hatte beobachtet, dass bei an Osteomalazie erkrankten Frauen, die per supravaginaler Amputatio utero-ovarica, der sogenannten Porro-Operation, entbunden worden waren, die Erkrankung zum Stillstand kam.[243] Den Gedanken, dass dieser Effekt durch die Wegnahme der Eierstöcke zustande komme, hatte vor Fehling schon der Wiener Gynäkologe Fritz Martin Levy geäußert.[244] Fehling war jedoch der Erste, der die Kastration wegen Osteomalazie tatsächlich ausführte. Die Opera-

---

1889, in: Münchner medizinische Wochenschrift 36, 1889, S. 455. (Die Bemerkung in der Münchner medizinischen Wochenschrift blieb unwidersprochen.)
[241] Bulius, G.: Verhalten des Eierstocks bei Fibromyoma uteri, in: Münchner medizinische Wochenschrift 38, 1891, S. 426.
[242] Hegar, A. – Kaltenbach, R.: Operative Gynäkologie mit Einschluß der gynäkologischen Untersuchungslehre, hrsg. v. Hegar, A. – Wiedow, W. – Sonntag, E. – Bulius, G., 4. Auflage, Stuttgart 1897 S. 391.
[243] Fehling hatte bereits 1882 einen Artikel über die Porro-Operation bei einer an Osteomalazie erkrankten „Hofstallbedienstetenfrau" aus Stuttgart veröffentlicht. Fehling, H.: Ein Kaiserschnitt nach Porro bei Osteomalacie mit günstigem Ausgange, in: Archiv für Gynäkologie 20, 1882, S. 399-408.
[244] Levy, F.: Ueber die Methode des Kaiserschnittes nach Porro, in: Wiener Klinik 5, 1880, S. 287-346.

tion fand im Januar 1887 statt, Fehling berichtete erstmals davon auf der Versammlung der deutschen Gesellschaft für Gynäkologie 1888 in Halle.[245]

Die Gynäkologie hatte aus zwei Gründen ein besonderes Interesse an der Osteomalazie. Zum einen war es eine Erkrankung, deren Erstmanifestation häufig in die Schwangerschaft fiel. Waren die Frauen bereits erkrankt, so verschlimmerte sich ihr Zustand oft während der Schwangerschafts- und Laktationsperiode. Zudem führten die im Rahmen der Osteomalazie auftretenden Knochenveränderungen zu einer Verengung des Beckens und damit zu einem Geburtshindernis. Aus diesem Grund waren Kaiserschnitte bei osteomalaziekranken Frauen überdurchschnittlich häufig. Die Sectio caesarea kam in den 1870er-Jahren bis zur Einführung der Uterusnaht durch Max Sänger praktisch noch einem Todesurteil gleich. „Aus der Statistik des großen Wiener Gebärhauses geht hervor, dass bis 1877 dort keine einzige Frau die Sectio caesarea überlebt hatte."[246] Um die Prognose der betroffenen Frauen zu verbessern, wurde eine Reihe von neuen Operationsverfahren erprobt. Der Mailänder Gynäkologe Edoardo Porro war 1876 auf den Gedanken gekommen, den Kaiserschnitt durch die Entfernung des gesamten Uterus mitsamt seiner Anhänge zu ersetzen. Die Komplikationsrate dieser Operation war wesentlich geringer und ihre Mortalität lag laut Sänger bei „nur noch" 52,4%.[247]

Bei einer 1882 wegen Knochenerweichung operierten Schwangeren hatte Fehling festgestellt, dass es nach der Porro-Operation zu einer „völligen Ausheilung der Osteomalcie" gekommen war. Er wurde zu einem begeisterten Anhänger dieser Methode. Ein weiterer Grund für ihn, diesen Eingriff dem Kaiserschnitt vorzuziehen, war, dass damit einer „neuen Conception vorgebeugt wird".[248] Die Gefahr, die der Mutter durch eine weitere Schwangerschaft und einen wiederholten Kaiserschnitt drohte, konnte so abgewendet werden. Zudem führte Fehling auch bevölkerungspolitisch-eugenische Argumente als Motivation für die Porro-Operation an:

> „Dass mit der Fortpflanzung solcher Früchte, die von Müttern mit absoluter Beckenenge, besonders osteomalacischen, geboren

---

[245] Fehling, H.: Ueber Castration bei Osteomalakie. Vortrag gehalten auf der 2. Versammlung deutscher Gynäkologen in Halle, Mai 1888, in: Archiv für Gynäkologie 32, 1888, S. 506-507.
[246] Lehman (1986), S. 95.
[247] Fehling H.: Ein Kaiserschnitt nach Porro bei Osteomalacie mit günstigem Ausgange, in: Archiv für Gynäkologie 20, 1882, S. 399-408, S. 403.
[248] Fehling H.: Ein Kaiserschnitt nach Porro bei Osteomalacie mit günstigem Ausgange, in: Archiv für Gynäkologie 20, 1882, S. 399-408, S. 403.

wurden, der Menschheit viel genützt wird, bezweifle ich stark (...). Die alten Spartaner warfen solche Früchte in den Abgrund; heutzutage beschäftigen sich die Staatswirthschaftslehrer allen Ernstes damit, wie der drohenden Überbevölkerungsfrage vorzubeugen sei; und da sollten wir uns scheuen, der Zunahme einer solchen Bevölkerung vorzubeugen?"[249]

Osteomalaziekranken Frauen wurde eine höhere Fruchtbarkeit zugeschrieben. Fehling gab an, während die Durchschnittsfertilität in Deutschland 3,9 Kinder betrage, läge sie bei den an Knochenerweichung leidenden Frauen zwischen 5,4 und 8,2 Kindern. Er schloss daraus,

„diese erhöhte Fertilität deutet auf eine vermehrte funktionelle Thätigkeit der Ovarien hin, denn auch nach ausgebrochener Krankheit ist die Häufigkeit der Empfängnis noch bemerkenswerth".

Weiter schrieb er, die „pathologisch erhöhte Thätigkeit der Ovarien" führe zu einer reflektorischen Trophoneurose des Knochensystems, ähnlich wie dies bei der „Struma, Morbus Basedowii" der Fall sei.[250]

Mit der Kastration bei Osteomalazie verbunden waren von Beginn an verschiedenste chemische Versuche, die Veränderungen in der „Alkalescenz des Blutes" und des Kalk- und Phosphorsäuregehaltes im Urin nachweisen sollten. Anfänglich konnte Fehling keine Ergebnisse dieser Art vorweisen, die die Wirksamkeit der Kastration begründet hätten. Klinisch waren seine Erfolge umso beeindruckender. Während bei den Fibromkastrationen die volle Wirkung der Operation erst nach Monaten mit dem langsamen Kleinerwerden der Tumoren eintrat, zeigte die von ihm eingeführte Kastration verblüffend schnelle Erfolge. Bereits 24 bis 48 Stunden nach der Operation sollten die Schmerzen der Patientinnen „zuerst am Brustkorbe, später am Becken" verschwinden.[251] In nur wenigen Wochen, berichtete Fehling, sei das vormals mit den Händen zusammendrückbare Becken wieder fest. Nach einigen Monaten könnten die Patientinnen wieder laufen und ihrer Arbeit nachgehen.[252]

---

[249] Fehling, H.: Ein Kaiserschnitt nach Porro bei Osteomalacie mit günstigem Ausgange, in: Archiv für Gynäkologie 20, 1882, S. 399-408, S. 404.
[250] Fehling, H.: Über Wesen und Behandlung der puerperalen Osteomalacie. Bericht über die Verhandlung der VIII. Abteilung des X. internationalen medizinischen Kongresses zu Berlin, in: Centralblatt für Gynäkologie 14, 1890, S. 8-16 der Beilage, S. 9.
[251] Kehrer, A.: Ueber Osteomalakie. Vortrag gehalten auf der Versammlung der gynäkologischen Sektion der 62. Versammlung deutscher Naturforscher und Aerzte in Heidelberg. September 1889, Diskussionsbeitrag von Hermann Fehling, in: Archiv für Gynäkologie 36, 1889, S. 531-533, S. 533.
[252] Vgl. Fehling, H.: Über Wesen und Behandlung der puerperalen Osteomalacie. Bericht über die Verhandlung der VIII. Abteilung des X. internationalen medizinischen

Aus heutiger Sicht ist es nicht erklärbar, wie die Kastration bei Knochenerweichung wirkte. Trotzdem wurde sie lange Zeit und offenbar erfolgreich durchgeführt. Nur die sehr viel einfachere Vitamin-D-Substitution konnte sie in den 1920er-Jahren verdrängen. Zu bedenken ist hierbei allerdings, dass die „Osteomalacie" des 19. Jahrhunderts nicht mit der gegenwärtig üblichen Definition von Osteomalazie identisch ist. Während heute allein die Knochenerweichung des Erwachsenen aufgrund eines Vitamin-D-Mangels als solche bezeichnet wird, subsumierte man im 19. Jahrhundert alle Erkrankungen, die die Knochenfestigkeit herabsetzten, also auch maligne Lymphome und Osteoporose, unter diesem Krankheitsbegriff.

II. 2 Die Ovariotomie – Durchführung der Operation

Die folgende Beschreibung soll dem Leser einen Eindruck vermitteln, wie der operative Eingriff ablief, an dem sich die Kastrationsdebatte entzündete. Sie orientiert sich an dem Lehrbuch „Operative Gynäkologie" von Alfred Hegar und Rudolph Kaltenbach.[253] Dieses Buch galt Ende des 19. Jahrhunderts als Standardwerk der operativen Gynäkologie. Zudem war Alfred Hegar als „Erfinder" der Kastration und als einer der bedeutendsten operativen Gynäkologen die unumstrittene Autorität auch bei der technischen Durchführung der Operation. Grundsätzlich gab es zwei Zugangsmöglichkeiten, um an die Ovarien zu gelangen: über einen Bauchschnitt (abdomineller Weg) oder von der Scheide aus, also transvaginal. Hegar operierte von abdominal, während der Amerikaner Battey anfangs den transvaginalen Weg vorzog. Der abdominelle Weg hatte den Vorteil, dass das Operationsfeld übersichtlicher war, der transvaginale Weg hingegen führte zu weniger lebensbedrohlichen Bauchfellentzündungen, weil nur ein kurzes Stück des Operationsweges intraperitoneal verlief. Zudem fiel das bei Bauchnähten häufige Problem des Narbenbruches weg. Die wesentlichen Gefahren der Operation waren Blutungen aus dem ovariellen Gefäßstiel und vor allem die Bauchfellentzündung, Peritonitis. Diese auch heute noch potenziell lebensbedrohliche Erkrankung war im 19. Jahrhundert ohne Antibiotika praktisch nicht beherrschbar.

Für die Kastration, wie Hegar sie durchführte, wurden zwei bis drei Assistenten benötigt. Einer war für die Narkose zuständig, ein anderer half bei der Operation selbst. Ein eventueller Dritter war nicht direkt an der Patientin tätig, sondern veränderte beispielsweise die Tischposition. Für das Zureichen des Nahtmaterials gab es zudem eine Schwester.

Hegar beschrieb die Operation wie damals allgemein üblich in Akten. Erster Akt: Eröffnung der Bauchhöhle. Zweiter Akt: Aufsuchen, Fassen und Vorziehen des Eierstocks, Versorgung des Stiels. Dritter Akt: Toilette und Schluss der Bauchwunde sowie Nachbehandlung. Die Dauer der Operation wurde mit einer halben bis circa zwei Stunden angegeben, je nach Verwachsung der Ovarien.[254] Um Infektionen zu vermeiden, sollte der Operateur sich in den Tagen vor der Operation von septischen Kranken fernhalten und auch die Patientin selbst sollte nicht in Kontakt mit infizierten Personen kommen. Am Abend vor der Operation sollte sie gebadet und vollständig neu in frisch gewaschene Wäsche eingekleidet

---

[253] Hegar, A. – Kaltenbach, R.: Operative Gynäkologie mit Einschluß der gynäkologischen Untersuchungslehre, 1. Auflage, Stuttgart 1874.
[254] v. Velits, D.: Ueber die Heilung der Osteomalacie, in: Zeitschrift für Gynäkologie und Geburtshülfe 23, 1892, S. 321-337, S. 330.

Die Ovariotomie – Durchführung der Operation

werden. Der Arzt hatte seine Hände vor der Operation mit Terpentinöl und Seife zu reinigen. Dem verwendeten Wasser wurden „Chlor, Carbolsäure, übermangansaures Kali" und Sublimat zugefügt. Besonders aufmerksam mussten die Nägel gereinigt werden. Die Operation sollte möglichst vormittags stattfinden, bevor der Arzt andere Kranke gesehen hatte. Hegar gibt an, nie mehr als zwei Operationen an einem Tag durchgeführt zu haben. Das Operationslokal, das häufig der Hörsaal war, wurde vor der Operation ausgedampft. Durch den Wasserdampf sollten Staub und Keime gebunden werden. Zwar legte Hegar Wert darauf, die Zahl der Assistenten zu beschränken, Zuschauer waren jedoch erlaubt. Nach sorgfältiger Desinfektion des Operationsfeldes mit Alkohol und 5 % Carbollösung (heute Phenol) wurde mit der Eröffnung der Bauchhöhle begonnen. Der Schnitt erfolgte in der muskelfreien Linea alba, also der Linie, die Brustbein und Schambeinfuge verbinden. Der Operateur setzte das Messer zwei bis drei cm oberhalb der Schambeinfuge an, je nach Schwere der Operation war die Wunde etwa acht bis zehn cm lang. Zunächst wurden die Haut und das Fettgewebe eröffnet, sodass der Blick auf die bindegewebige Linea alba frei wurde. Nach Durchtrennung dieser wurde vorsichtig das Bauchfell eröffnet. Es musste darauf geachtet werden, dass keine Verletzungen am Netz oder den Gedärmen auftraten. Nun ging der Operateur mit zwei Fingern in die Wunde ein und tastete sich entlang der Bauchwand nach unten Richtung Becken. Von dort aus konnte man seitwärts nach dem Eierstock tasten. Mit den Fingerspitzen wurde das Ovar umfasst und in die Wunde gezogen. Durch die Bandverbindungen des Ovars und bei eventuellen zusätzlichen Verwachsungen war dies der schwierigste Teil der Operation. Die freie Hand konnte währenddessen zum Wegschieben der Därme gebraucht werden. Der Eierstock wurde nicht in der Bauchhöhle abgetrennt, sondern vom Operateur vor die Bauchdecke gezogen. Während der Assistent die Bauchdecke zusammenpresste, ligierte der Operateur die versorgenden Gefäße und trennte das Ovarium von seiner Versorgung und seinen Bändern ab. Beim Abtrennen sollte möglichst kein Ovarialgewebe zurückbleiben. Um dies sicherzustellen, wurden je nach anatomischen Gegebenheiten Teile der Tuben oder des Ligamentum latum mit entfernt. Dann erfolgten die Bauchtoilette und der Schluss der Bauchwunde. Vor dem Setzen der Naht sollte der Operateur sich durch Einführen von Schwämmen davon überzeugen, dass die Bauchhöhle trocken war. Für die Naht wurden Seide, Silberdraht (beide nicht resorbierbar, aber gut gewebeverträglich) oder Catgut (resorbierbar) verwendet. Die Wunde wurde mit Carbolwatte und darüber einem Stück Seide abgedeckt. Um der Bauchdecke bei Brechbewegungen und bei der Umlagerung genügend Stabilität zu geben, wurde ein einfacher Verband um das Abdomen angebracht.

Für den transvaginalen Zugang, wie er von Battey und den amerikanischen Chirurgen anfangs bevorzugt wurde, musste die Patientin zunächst in Seitenlage gebracht werden, nach Eröffnung des hinteren Scheidengewölbes wurde sie in Rückenlage überführt, das Ovar wurde mit zwei Fingern gefasst und in die Scheide gezogen, die Gefäße wurden unterbunden und das Ovar vom Stumpf abgesetzt. Damit war die Operation praktisch schon beendet, die Wunde wurde nicht vernäht, sondern heilte von selbst ab.[255]

---

[255] Börner, E.: Ueber die Kastration der Frauen als therapeutisches Moment, in: Wiener med. Wochenschrift 28, 1878, S. 1247-1250, 1273-1277, 1297-1300, 1318-1322, S. 1298.

II. 3 Produktion und Präsentation von Fakten

Im folgenden Kapitel sollen die Produktions- und Präsentationsstrategien der wissenschaftlichen Fakten untersucht werden, die Erfolg und Scheitern der Hegar-Operation begründeten. Zunächst wird darauf eingegangen, welche Möglichkeiten Hegar nutzte, um seine Operation bekannt zu machen und seine Kollegen von der Kastration zu überzeugen. Um die Wirksamkeit seiner Therapie glaubhaft belegen zu können, musste Hegar Nachweise erbringen, die den zeitgemäßen Kriterien der Wissenschaftlichkeit entsprachen. Wie gut ihm das gelang, wird im zweiten Teil dieses Kapitels dargelegt.

II. 3. 1 Verbreitungsstrategien und Rezeptionsgeschichte

Glaubt man Hegars Aussage im Prioritätsstreit um die Kastration, so hatte er bereits am 27. Juli 1872 (und damit vor Battey, Trenholme und Tait) eine Frau kastriert, die jedoch infolge des Eingriffes an einer Peritonitis verstorben war.[256] Hegar war dennoch von dieser Operation überzeugt und bereit, sie, wenn auch mit einigem zeitlichen Abstand, zu wiederholen. Aus heutiger Sicht lässt sich nicht mehr ermitteln, ob zwischen 1872 und 1876 tatsächlich keine (vergeblichen) Kastrationsversuche in Freiburg durchgeführt worden waren, und ob die erste Operation tatsächlich im Januar 1872 stattgefunden hatte. Hegars Briefwechsel mit Freund ergibt keinerlei Hinweise, die diese „offizielle Version" stützen würden, sie kann aber auch nicht widerlegt werden. Dass Hegar seine ersten beiden Kastrationen im Dezember 1876 veröffentlichen ließ, war möglicherweise kein Zufall. Er musste spätestens jetzt publizieren, wollte er zumindest auf dem europäischen Festland einen Prioritätsanspruch auf die Operation erheben. Trenholme hatte 1876 bereits in der Juli-Ausgabe des Canada Lancet und Battey in den „Transactions of the American Gynecological Society" veröffentlicht und es war nur noch eine Frage der Zeit, bis Rezensionen auch in den ersten deutschen Zeitschriften erscheinen würden.[257] Hegars offizielle Darstellung, er habe die Operationen im August 1876 durchgeführt und

---

[256] Hegar, A.: Ueber die Exstirpation normaler und nicht zu umfänglichen Tumoren degenerirter Eierstöcke. I. Die Bedeutung des Eierstocks für den Organismus, in: Centralblatt für Gynäkologie 2, 1878, S. 25-39.
[257] Hegar, A.: Zur Exstirpation normaler Eierstöcke bei Fibromyomen des Uterus, in: Centralblatt für Gynäkologie 1, 1877, S. 74.
Battey, R.: Exstirpation of the functionally active ovaries for the remedy of otherwise incurable diseases, in: Transactions of the American Gynæcological Society 1, Boston 1877, S. 101-120.

nach der Genesung seiner Patientinnen im Dezember veröffentlichen lassen, stimmen mit seiner privaten Korrespondenz nicht überein. In einem Brief an W. A. Freund vom 30. Juli 1876 schrieb Hegar:
„Ich habe jetzt seit vorigem Sommer meine 14. Ovariotomie en suit mit Erfolg hinter mir."[258]
Drei Wochen später, am 21. August, also nach dem angeblichen Operationsdatum seiner beiden Patientinnen, das er mit 2. und 3. August angab, schrieb Hegar an seinen Freund aus dem Urlaub in Wildbad.
„Ueber meine letzten 15 Ovariotomien werde ich übrigens bald eine Publication erscheinen lassen. Du wirst Näheres darin finden. Die fünfzehnte ist jetzt auch mit Glück gemacht."[259]
Tatsächlich hatte Hegar also im fraglichen Zeitraum überhaupt nur eine „Ovariotomie" durchgeführt. Ob es sich dabei um eine doppelseitige, also eine Kastration gehandelt hatte, ließ Hegar in seinem Brief offen. Zumindest eine, möglicherweise beide Operationen, hatten also nicht zu dem von Hegar angegebenen Datum stattgefunden.

Hegar ließ die beiden Operationen vom August 1876 durch seinen Assistenten Karl Stahl veröffentlichen.[260] Der Artikel erschien auf der Titelseite der „Deutschen medicinischen Wochenschrift" vom 16. Dezember 1876. Mit diesem Auftakt in einem der wichtigsten deutschsprachigen Medizinjournale gab Hegar zugleich die zukünftige Richtung vor. Die Kastration war kein ausschließlich gynäkologisches Thema, seine Operation sollte in der gesamten Medizin rezipiert werden. Stahls Artikel wurde kontrovers diskutiert und Hegar sah sich bald genötigt, „den schiefen Auffassungen und Beurtheilungen des Gegenstandes, wie sie bereits vorgekommen sind, zu begegnen".[261] Wirkungsvoll tat er dies auf der Titelseite des seit April 1877 erscheinenden „Centralblattes für Gynäkologie".

Die Versammlung deutscher Gynäkologen im September 1877 in München bot Hegar die erste Gelegenheit im persönlichen Vortrag, um Unterstützung für die Kastration zu werben. Bei Anwesenheit nahezu aller wichtigen deutschen Frauenärzte hielt Hegar seinen Vortrag „Ueber Exstirpation normaler Ovarien". Die nachfolgende Diskussion gab ihm Gelegenheit, seine Argumente darzulegen. Inhalt der Diskussion in Mün-

---

[258] UAF, Nachlass Alfred Hegar, C123, Brief Hegar an Freund, 30.07.1876.
[259] UAF, Nachlass Alfred Hegar, C123, Brief Hegar an Freund aus Wildbad, 21.08.1876.
[260] Stahl, K.: Der anticipierte Climax durch Exstirpation der Ovarien bei Fibromyomen des Uterus. Mittheilung aus der gynäkologischen Klinik in Freiburg i. Br., in: Deutsche medicinische Wochenschrift 2, 1876, S. 595-598, S. 597.
[261] Hegar, A.: Zur Exstirpation normaler Eierstöcke bei Fibromyomen des Uterus, in: Centralblatt für Gynäkologie 1, 1877, S. 73-75, S. 73.

chen war im Wesentlichen der (anatomisch zu erbringende) Nachweis, „dass ein Zusammenhang zwischen Menstruation und Ovulation bestehe, weil sonst die Operation grundlos wäre."[262] Die Überzeugungskraft solcher persönlicher Vorträge wurde von den Zeitgenossen hoch geschätzt. Der Berliner Gynäkologe Robert von Olshausen wies gerade in Bezug auf die Versammlung in München „auf die mächtige Anregung des persönlichen Verkehrs hin, die durch das Lesen der Journale nicht ersetzt werden könne."[263]

Hegar ließ seinen Vortrag nicht, wie alle anderen Kongressteilnehmer, im „Archiv für Gynäkologie" veröffentlichen, stattdessen erschien die Arbeit als zweiteiliger Aufsatz wiederum auf der Titelseite des von Fehling und Fritsch herausgegebenen „Centralblattes für Gynäkologie".[264]

Hegars Therapieergebnisse hatten über ein Jahr den Diskurs um die Kastration beherrscht, als seine Kollegen 1878 begannen, erste Resultate eigener Operationen vorzustellen. Zu der rasanten Verbreitung der Kastration trugen vor allem kleinere Kliniken und Praxen bei. Da der Eingriff technisch verhältnismäßig einfach, aber neu und gut publizierbar war, kam er den Profilierungsbestrebungen dieser Kliniken entgegen. Zumindest für die englische Literatur ist zudem ein finanzielles Interesse an der lukrativen Kastration verbürgt.[265] Die kleinen Kliniken publizierten bei geringen Operationszahlen überdurchschnittlich viele Artikel. Nicht unbedingt zur Freude Hegars, der bald fürchtete, ein Missbrauch und unsachgemäße Ausführung könnten die Kastration in Verruf bringen. Der erste Fall aus einer Privatpraxis in Cloppenburg erschien bereits 1878 in der „Deutschen medicinischen Wochenschrift".[266] Er beschreibt den Fall einer 42-jährigen Patientin, der wegen Fibromyomen des Uterus die Ovarien entfernt worden waren.

---

[262] Anonym: Bericht über: Die Verhandlungen der Versammlung deutscher Gynäkologen in München, IV. Sitzung 16. September 1877, Diskussion zum Vortrag von Hegar, A.: Ueber Exstirpation normaler Ovarien, in: Archiv für Gynäkologie 12, 1877, S. 316-317.
[263] Olshausen, R.: Diskussionsbeitrag auf der Versammlung deutscher Gynäkologen in München 15. September 1877, in: Archiv für Gynäkologie 12, 1877, S. 265.
[264] Der Vortrag erschien unter dem Titel: Ueber die Exstirpation normaler und nicht zu umfänglichen Tumoren degenerierter Eierstöcke Teil I: Die Bedeutung des Eierstocks für den Organismus. Am 10. Nov. 1877, Teil II: Die Operation. Am 19. Jan. 1878, jeweils im Centralblatt für Gynäkologie.
[265] Moscucci (1993), S. 152.
[266] Hildebrandt: Zur Castration der Frauen, in: Deutsche medicinische Wochenschrift 6. 1880, S. 104-105.

DER ZUSAMMENHANG

DER

GESCHLECHTSKRANKHEITEN

MIT

NERVÖSEN LEIDEN

UND DIE

CASTRATION BEI NEUROSEN

VON

ALFRED HEGAR.

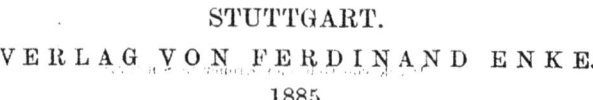

STUTTGART.
VERLAG VON FERDINAND ENKE.
1885.

Ebenfalls in diesem Jahr erschien Hegars umfassendste Arbeit zum Thema „Die Castration der Frauen" in „Volkmanns Klinischen Vorträgen".[267] Es handelte sich hierbei um den meistzitierten Text zur Kastration überhaupt. Auf 120 Seiten legte der Freiburger Gynäkologe die Wirkung, Indikationsstellung und technischen Bedingungen der Operation dar und schuf damit ein Referenzwerk, das es im nachfolgenden Diskurs zu verifizieren oder zu widerlegen galt. In „Die Castration der Frauen" betonte Hegar nochmals die Abhängigkeit der Menstruation von der Ovulation. Die an kastrierten Frauen gemachten Beobachtungen belegten diesen Zusammenhang und trugen maßgeblich zu seiner Akzeptanz bei. Hegar begründete damit die Wirksamkeit seiner Operation, beseitigte aber gleichzeitig auch ein wesentliches wissenschaftliches Interesse an der Kastration, denn nachdem die Abhängigkeit der Menstruation von der Steuerungsfunktion der Ovarien als allgemein akzeptierte Tatsache galt, wurden keine weiteren Kastrationsberichte mehr zum Nachweis desselben benötigt.[268]

1879 bot die 52. Versammlung der deutschen Naturforscher und Aerzte im nahe gelegenen Baden-Baden Hegar sogar die Gelegenheit, den Kongressteilnehmern drei erfolgreich operierte Frauen persönlich vorzustellen.[269] In einer Zeit, in der sich die Repräsentationsmöglichkeiten von Fakten im Wesentlichen auf das geschriebene Wort und Zeichnungen sowie einfache Tabellen beschränkte, war eine solche „Livepräsentation" vor möglichst vielen oder möglichst einflussreichen „Zeugen" eine gerne genutzte und effektive Methode, die Wissenschaftsgemeinde zu überzeugen.[270] Auch andere Mediziner wie Koch und Pasteur waren mitsamt ihren Versuchstieren und Laborausrüstung gereist, um durch

---

[267] Hegar, A.: Die Castration der Frauen, in: Sammlung klinischer Vorträge, hrsg. v. Richard Volkmann, Gynäkologie No. 42, Leipzig 1878, S. 925-1068.
[268] Der Vorwurf, die Operation sei im Sinne eines Menschenexperiments zum Nachweis eines physiologischen Vorganges benutzt worden, spielt in der zeitgenössischen Rezeptionsgeschichte keine Rolle. Vgl. hierzu die Definition von Barbara Elkeles, wonach ein Heilversuch, im Gegensatz zum Erkenntnisexperiment, nicht nur im Interesse der Forschung, sondern auch im Interesse der als Proband dienenden Person unternommen wird. In diesem Sinne kann bei den Kastrationen auch aus heutiger Sicht nicht von Menschenversuchen gesprochen werden. Vgl. Elkeles (1996), S. 8.
[269] Vgl. hierzu: Verhandlung der gynäkologischen Section der 52. Versammlung deutscher Naturforscher und Aerzte in Baden-Baden. I. Sitzung am 19. September 1879. Hegar, A.: Demonstration von Lehrmitteln und Operirten, in: Archiv für Gynäkologie 15, 1879, S. 254.
[270] Vgl. Latour (1988), S. 19 oder S. 85-90. Siehe auch: Schlich (1995), S. 152.

unmittelbares Demonstrieren ihrer Forschungsergebnisse Anhänger zu gewinnen.[271]

Nachdem Hegar bis 1879 mit einer Reihe gut rezipierter Artikel und Vorträge den Diskurs in Gang gebracht hatte, überließ er es in den folgenden Jahren seinen Kollegen, eigene Untersuchungen über den Einfluss der „künstlichen Klimax" auf das Wesen der Frau durchzuführen. Abgesehen von dem Skandal um die durch Israel vorgenommene Scheinkastration verbreitete sich die „Hegar-Operation" in den Jahren 1879 bis 1884, ohne auf größere Widerstände zu stoßen. Dabei kam es zu einer unkontrollierten Ausuferung der Indikationsstellung. Eine Entwicklung, die sich international vollzog und den Lancet 1881 veranlasste, auf die Frage: „Is there a ‚field' for Battey's Operation?" zu antworten:[272]

„Before answering it we looked out ´field´ in the Dictionary. We found a field thus defined: A piece of land enclosed A field, then is a field by virtue of hedges or other limits. We are able therefore to answer the question in the affirmative, and need not surely remind oöphorectomists (...) that a field is not a prairie."[273]

Neben der Verbreitung der Kastration durch Zeitschriften und Vorträge nahm Hegar die Operation 1881 in die zweite Auflage seines „Lehrbuchs zur operativen Gynäkologie" auf. Damit gelang es ihm, das bislang subjektive und vorübergehende Zeitschriftenwissen in anerkanntes Lehrbuchwissen zu transformieren.[274] Durch die große Bedeutung seines eigenen Lehrbuches zwang Hegar auch andere Autoren, in ihren Büchern auf die Kastration als Therapieoption einzugehen.

Erst mit der massiven Kritik an der unkontrollierten Verbreitung der Operation und dem Rückgang der publizierten Operationen Mitte der 80er-Jahre griff Hegar wieder aktiv in den Diskurs ein.[275] Auf dem VIII. Internationalen medizinischen Kongress in Kopenhagen 1884 sprach er über die „Castration als Mittel gegen nervöse und psychische Leiden". Sein Schwiegersohn Wilhelm Wiedow hielt ein zweites, jedoch weniger

---

[271] Leven (1997), S. 98.
[272] Is there a field for Battey's operation? Titel eines Vortrages von Robert Battey auf der Verhandlung der Amerikanischen Gynäkologischen Gesellschaft in Cincinnati im September 1880.
[273] Anonym: Notes, Comments, and answers to correspondents. Is there a "field" for Battey's Operation?, in: The Lancet 118, 1881, S. 1115.
[274] Vgl. hierzu: Fleck (1980), S. 160.
[275] Burger (1984), S. 161.

diskutiertes Referat über die „Castration bei Uterusfibromen".[276] Wieder einmal setzte das „Centralblatt für Gynäkologie" Hegars Vortrag auf die Titelseite.[277] Im folgenden Jahr erschien der ausgearbeitete Vortrag unter der Überschrift „Der Zusammenhang der Geschlechtskrankheiten mit nervösen Leiden" in Buchform.[278]

II. 3. 2 Wirksamkeitsnachweis und Kriterien der Wissenschaftlichkeit

Nachdem erörtert wurde, welche Möglichkeiten der Veröffentlichung Hegar nutzte, um die Kastration zu verbreiten, wird nun darauf eingegangen, wie die verschiedenen Akteure ihren Standpunkt belegten. In jedem wissenschaftlichen Diskurs dienen „Fakten" als Argumente. Damit diese Fakten als solche überhaupt anerkannt werden, müssen in ihrer Erzeugung zeitspezifische Kriterien wissenschaftlichen Arbeitens erfüllt sein.[279] Die Glaubwürdigkeit bestimmter Nachweis- und Repräsentationsformen ist wandelbar und wissenschaftliche Aussagen können sich nur dann durchsetzen, wenn sie denkstilgemäßen formellen Kriterien genügen. Es wird daher im folgenden Abschnitt dargestellt, welche Möglichkeiten des Wirksamkeitsnachweises für die Kastration verwendet wurden und wie hoch die historischen Akteure deren Glaubwürdigkeit und Beweiskraft einschätzten.

Der Tierversuch war im frühen 19. Jahrhundert eine häufige und als zuverlässig angesehene Versuchsanordnung. Er entsprach einem von der romantischen Naturphilosophie beeinflussten Denkstil, der dazu neigte, Unterschiede zwischen den Spezies zu ignorieren und fest an ein einheitliches Organisationsprinzip des Lebens zu glauben.[280] Die Einführung der Anästhesie hatte auch auf Tierversuche, soweit sie operativen Charakter hatten, einen stimulierenden Einfluss, insofern als ein Teil der moralischen Bedenken gegen sie fallen gelassen wurde.[281] Tierversuche zur Klärung des Zusammenhanges zwischen ovarieller Funktion und

---

[276] Wiedow, W.: Castration bei Uterusfibromen. Vortrag auf dem VIII. Internationalen Medicinischen Kongress in Kopenhagen, in: Archiv für Gynäkologie 24, 1884, S. 296-297.
[277] Hegar, A.: Kastration als Mittel gegen nervöse und psychische Leiden. Vortrag, gehalten auf dem VIII. Internationalen Medicinischen Kongress zu Kopenhagen, August 1884, in: Centralblatt für Gynäkologie 8, 1884, S. 592-595.
[278] Hegar, A.: Der Zusammenhang der Geschlechtskrankheiten mit nervösen Leiden und die Castration bei Neurosen, Stuttgart 1885.
[279] Vgl.: Daston (2001), S. 156; Geison (1995), S. 18; zu Repräsentationsstrategien in der Wissenschaft siehe auch Schlich (1995).
[280] Vgl.: Clarke/Jacyna (1987), S. 3.
[281] Moscucci (1993), S. 153.

Menstruation hatte es schon in den 1870er-Jahren gegeben. 1874 veröffentlichte der Straßburger Physiologe Friedrich Leopold Goltz einen Versuch an einer Hündin, bei der trotz durchtrennten Rückenmarks die Brunst weiterhin erschienen war.[282] Goltz hatte daraufhin die Vermutung geäußert, die Menstruation werde möglicherweise nicht nerval, sondern durch „eigenthümliche Stoffe" gesteuert, die von den Eierstöcken an das Blut abgegeben würden.[283] In den 1880er-Jahren unternahm der Heidelberger Gynäkologe Ferdinand Adolph Kehrer an Tieren „Versuche über Kastration und Erzeugung von Hydrosalpinx".[284] Nicht nur diese kontrollierten Experimente, auch einfache Beobachtungen, die Veterinärmediziner und Bauern an kastrierten Nutztieren gemacht hatten, wurden als „Experimente an Thieren" bezeichnet und mit ihren Ergebnissen wurde im Kastrationsdiskurs argumentiert.[285] Im ausgehenden 19. Jahrhundert wurde es allerdings zunehmend als grundsätzliches Problem bei Versuchen an Tieren angesehen, dass die Resultate „sich gerade hier nicht so ohne Weiteres auf den Menschen beziehen" lassen.[286] Trotzdem versuchte man einzelne Phänomene, wie die „Neigung zum Embonpoint", die man aus der Schweinemast nach Entfernung der Ovarien kannte, auch beim Menschen nachzuweisen.[287] Dieser Gedanke spielte vor allem in der Argumentation für die Kastration bei Osteomalazie eine Rolle.[288] Die Ärzte hofften, bei den häufig als „abgemagerte, heruntergekommene Personen" beschriebenen Kranken, die im Tierexperiment beobachteten Veränderungen des Stoffwechsels herbeiführen zu können.

---

[282] Goltz, F. L.: Über den Einfluß des Nervensystems und die Vorgänge während der Schwangerschaft und des Gebäraktes, in: Archiv der gesamten Physiologie 9, 1874, S. 552-565.
[283] Vgl. Simmer (1983).
[284] Kehrer, F. A.: Versuche über Kastration und Erzeugung von Hydrosalpinx, in: Beiträge zur klinisch experimentellen Geburtskunde und Gynäkologie 2, 1887, S. 282-292.
[285] Hegar, A.: Ueber die Exstirpation normaler und nicht zu umfänglichen Tumoren degenerirter Eierstöcke I. Die Bedeutung des Eierstocks für den Organismus, in: Centralblatt für Gynäkologie 1, 1877, S. 297-307, S. 299.
[286] Hegar, A.: Ueber die Exstirpation normaler und nicht zu umfänglichen Tumoren degenerirter Eierstöcke I. Die Bedeutung des Eierstocks für den Organismus, in: Centralblatt für Gynäkologie 1, 1877, S. 297-307, S. 299.
Zur Übertragbarkeit von Ergebnissen aus Tierversuchen auf den Menschen siehe auch Elkeles (1996), S. 75.
[287] Hegar, A.: Ueber die Exstirpation normaler und nicht zu umfänglichen Tumoren degenerirter Eierstöcke I. Die Bedeutung des Eierstocks für den Organismus, in: Centralblatt für Gynäkologie 1, 1877, S. 297-307, S. 302.
Embonpoint (frz.) = Körperfülle.
[288] Vgl. hierzu z.B. Curàtulo, E. - Tarulli, L.: Einfluss der Abtragung der Eierstöcke auf den Stoffwechsel, in: Centralblatt für Gynäkologie 19, 1895, S. 555-557, S. 556.

Tierexperimente spielten im Kastrationsdiskurs keine übergeordnete Rolle, tauchten aber bei den verschiedensten Fragestellungen immer wieder auf. Auch für die Hysterie und Nymphomanie fand man ein Tiermodell, das Analogien zwischen Mensch und Kuh erlaubte. Man hatte festgestellt, dass die Kastration weiblicher Tiere zu einem ruhigeren Temperament führte und glaubte, bei Frauen ähnliche Effekte hervorrufen zu können. Die „Stiersucht", eine Art Nymphomanie bei Kühen, die zur Abmagerung der Tiere führte, sollte ihre Ursache genau wie die Neurose in einer Degeneration der Eierstöcke haben.[289] Auch in diesen Fällen hatten die Veterinäre gute Erfahrung mit der Wegnahme der Eierstöcke gemacht.

Die häufigste Form des Wirksamkeitsnachweises, wie sie sowohl Befürworter als auch Gegner der Kastration verwendeten, waren empirische Patientenstudien. Sie erfolgten als Fallbeschreibung, vergleichende Studie oder im Sonderfall als Placeboversuch. Die häufigste Darstellungsform war die einfache „Fallgeschichte", wie sie bereits Ende des 18. Jahrhunderts als „Mittel der Beglaubigung" ihren festen Platz „im Diskurs der Wissenschaften" gefunden hatte.[290] Sie wurden naturgemäß von kleineren Kliniken und niedergelassenen Ärzten benutzt, aber auch Universitätskliniken mit größeren Patientenzahlen veröffentlichten zum Teil sehr ausführliche Fallbeschreibungen. Wenn diese Publikationen über einen rein deskriptiven Charakter überhaupt hinausgingen, erfolgte die Auswertung durch Auszählungen einfacher Parameter wie überlebt/verstorben, gebessert/verschlechtert/unverändert. Obschon es sich bei diesen „klinischen Studien" um ein damals anerkanntes Verfahren zum Wirksamkeitsnachweis handelte, wurde Kritik sowohl an der mathematischen Auswertung der Operationsergebnisse wie auch an den notwendigerweise subjektiven Beobachtungen des untersuchenden Arztes geübt.[291] Häufiger Vorwurf war, die Erholung von der Operation werde mit der Besserung der Krankheit verwechselt. Aus diesem Grund war die Dauer der Nachbeobachtungszeit ein wesentliches Gütekriterium solcher Studien und diente den Kastrationsgegnern dazu, die Ergebnisse von positiv ausfallenden Studien in Zweifel zu ziehen. Für die Kastration bei Knochenerweichung galt, „dass man, so lange man eine Patien-

---

[289] Hegar, A.: Ueber die Exstirpation normaler und nicht zu umfänglichen Tumoren degenerirter Eierstöcke I. Die Bedeutung des Eierstocks für den Organismus, in: Centralblatt für Gynäkologie 1, 1877, S. 297-307, S. 300.
[290] Nusser/Strowick (2002), S. 10.
[291] Beigel, H.: Spencer Wells' neue Reihe von dreihundert Ovariotomien, in: Wiener Medizinische Wochenschrift 27, 1877, S. 375-377, S. 376. „ Das sollte eine Warnung für diejenigen Operateure sein, die einige Fälle zu operieren Gelegenheit hatten und dieselben rasch den gefährlichen Manipulationen der Statistik unterwerfen."

tin dieser Art nicht wenigstens ein Jahr beobachtet hat, unmöglich berechtigt sein kann, von einer definitiven Heilung der Osteomalacie zu sprechen."[292] Dass oft erhebliche Zweifel an der Objektivität des Berichterstatters herrschten, zeigt folgendes Zitat:

„Bei der Beurtheilung der Veröffentlichungen spielt auch noch ein psychisches Moment der Autoren eine Rolle. Nicht, dass ich sagen wollte, dass mancher Autor absichtlich täuschen wollte, aber das darf man sicher behaupten, dass es manchem schwer wird, nach so viel aufgewendeter Mühe und Arbeit sich selbst darlegen zu sollen, dass all' diese Mühe nutzlos vergeudet worden ist, dass man am Ende für das operirte Individuum der Gefahr des Todes, dem eine Reihe von Patientinnen erlagen, ausgesetzt habe, ohne Wesentliches damit zu erreichen. Was ist da natürlicher, als das psychische Bedürfnis, seine innere Unbefriedigung zu geschweigen durch das Hervorsuchen der günstigen Momente und diese auf dem Tische der Wissenschaft niederzulegen."[293]

Zumindest aus heutiger Sicht erscheint daher die Arbeit Glaeveckes über „Körperliche und geistige Veränderungen im weiblichen Körper nach künstlichem Verluste der Ovarien einerseits und des Uterus andererseits" als ein Fortschritt hin zu mehr Objektivität.[294] Glaevecke hatte erstmals eine vergleichende Studie über die Kastration durchgeführt. Er hatte die Krankengeschichten nicht nur beschrieben, sondern die Behandlungsergebnisse nach detaillierten Kriterien, wie Wirkung auf den „Gemüthszustand", den „Geschlechtstrieb", die „Gesamternährung" etc., ausgewertet und mit einer Referenztherapie verglichen. Hierbei kam er zu dem Schluss:[295]

„Es schneidet also die Castration viel tiefer in den gesamten Organismus der Frau ein, als die Totalexstirpation, und wir haben die verstümmelnde Wirkung der ersteren viel höher anzuschlagen als die der letzteren."[296]

---

[292] Löhlein, H.: Erfahrungen über den Werth der Castration bei Osteomalacie, Zeitschrift für Geburtshülfe und Gynäkologie 29, 1894, S. 19-47.
[293] Walcher, G: Ueber den gegenwärtigen Stand der Castrationsfrage, in: Medicinisches Correspondenz-Blatt des Württembergischen ärztlichen Landesvereins 57, 1887, S. 201-206, S. 205.
[294] Glaevecke, L.: Körperliche und geistige Veränderungen im weiblichen Körper nach künstlichem Verluste der Ovarien einerseits und des Uterus andererseits, in: Archiv für Gynäkologie 35, 1889, S. 1-88.
[295] Glaevecke, L.: Körperliche und geistige Veränderungen im weiblichen Körper nach künstlichem Verluste der Ovarien einerseits und des Uterus andererseits, in: Archiv für Gynäkologie 35, 1889, S. 1-88, S. 61.
[296] Glaevecke, L.: Körperliche und geistige Veränderungen im weiblichen Körper nach künstlichem Verluste der Ovarien einerseits und des Uterus andererseits, in: Archiv für Gynäkologie 35, 1889, S. 1-88, S. 86.

Das Argument, wissenschaftliche Untersuchungsergebnisse würden durch psychische Faktoren verzerrt, traf jedoch nicht nur die beobachtende ärztliche Seite. Im Sinne der aufkommenden Psychologisierung der Hysterie argumentierten die Kastrationsgegner, wie die folgende Textstelle zeigt, zunehmend mit der seelischen Beeinflussbarkeit der Patientinnen.

„Stellt man sich den mächtigen psychischen Einfluss vor, den die Vorbereitung und die Ausführung einer lebensgefährlichen Operation auf das krankhaft erregte Nervensystem einer Hysterica macht, dazu noch die Versicherung des Arztes, dem sie sich anvertraut, dass sie geheilt werde, so begreifen wir, dass die Hysterie, solange sich die Patientin noch unter diesen gewaltigen Eindrücken befindet, zeitweise, vielleicht auch dauernd geheilt werden kann."[297]

Eindrücklich auf diesen Effekt aufmerksam gemacht hatte bereits 1880 der Berliner Chirurg James Israel.[298] Mit seinem „Placeboexperiment" war Israel der Erste, der es wagte, die Therapie der Hysterie durch Kastration grundsätzlich infrage zu stellen.

Israel, damals kommissarischer Leiter der chirurgischen Abteilung des jüdischen Krankenhauses in Berlin, hatte im Dezember 1879 bei der damals 23-jährigen, unter Erbrechen, Herzklopfen und Schmerzen in der Ovarialgegend leidenden Patientin Berta Perlmann die Diagnose „Hysterie" gestellt und die junge Frau auf ihren drängenden Wunsch hin einer Kastration unterzogen.[299] Was die Patientin nicht wusste: Israel hatte unter Narkose lediglich einen Hautschnitt durchgeführt. Das Bauchfell war nicht eröffnet worden, es handelte sich lediglich um eine „Scheinkastration". Drei Wochen nach dem Eingriff stellte Israel die Patientin als geheilt der „Berliner medizinischen Gesellschaft" vor. Der Fall wurde unter dem Titel „Ein Beitrag zur Würdigung des Werthes der Castration bei hysterischen Frauen" in der „Berliner klinischen Wochenschrift" abgedruckt, eine Provokation, zu der Hegar sich äußern musste,

---

[297] Walcher, G.: Ueber den gegenwärtigen Stand der Castrationsfrage, in: Medicinisches Correspondenz-Blatt des Württembergischen ärztlichen Landesvereins 57, 1887, S. 201-206, S. 206.
[298] James Israel (1848-1926). Der Entdecker der Actinomyceten war seit 1875 Leiter der chirurgischen Abteilung des jüdischen Krankenhauses in Berlin.
[299] Zu seinem Versuch inspiriert wurde Israel vermutlich durch den ersten Fall von Kastration bei Hysterie, den ein Kollege von ihm bei einem ähnlichen Fall an einer Berliner Patientin im August desselben Jahres durchgeführt hatte. (Schücking, A.: Zur Castration der Frauen. Doppelseitige Exstirpation der nicht cystisch degenerierten Ovarien wegen Hysterie, in: Centralblatt für Gynäkologie 3, 1879, S. 484-488.)

insbesondere, da Israel sich ausdrücklich auf seine Arbeiten bezogen hatte.[300]

Hegars Antwort auf Israels Artikel erfolgte ebenfalls in der „Berliner klinischen Wochenschrift", jedoch auf der Titelseite der Ausgabe vom 28. Juni 1880.[301] Seine Argumentation zielte zunächst auf eine Unterscheidung zwischen Neurose und Hysterie ab. Hegar führte an, die Hysterie rangiere überhaupt nicht unter seinen Indikationen zur Kastration. Er habe die Operation bislang nur bei Neurosen, insbesondere „konsensuellen Neurosen" durchgeführt. Zwar gestand er zu, dass bei Hysterie eine starke Gemütsbewegung, wie zum Beispiel eine Operation, bestimmte Symptome wegnehmen könne, als eine „rationelle Therapie" betrachtete er solche auf psychischen Einwirkungen basierende Verfahren jedoch nicht. Der Streit um die „Scheinkastration" hatte sich in der Zwischenzeit bis in die Laienpresse ausgedehnt, selbst im „Berliner Tageblatt" war ein Artikel über den Fall erschienen.[302] Auf diesem Weg hatte offenbar auch Israels Patientin von dem an ihr durchgeführten „Placeboversuch" erfahren. Sie fühlte sich von Israel hintergangen und begab sich daraufhin hilfesuchend in die Behandlung Hegars nach Freiburg. Dieser konstatierte in einem zweiten Artikel in der „Berliner klinischen Wochenschrift" vom 29. November 1880:[303]

„Das Erbrechen dauert fort, hat, wie sie sagt, nie aufgehört, sondern wurde von ihr nur verheimlicht. Sie will sich deswegen der wirklichen Kastration unterwerfen."[304]

Allerdings musste Hegar auch zugeben:

„Die Angaben über Erbrechen im Intervall sind wechselnd. Pat. widerspricht sich in dieser Beziehung. Bald will sie solches gehabt haben, bald nicht; dagegen behauptet sie mit Bestimmtheit, nach Mahlzeiten an Druck und Brennen im Magen häufig gelitten zu haben."[305]

---

[300] Israel, J.: Ein Beitrag zur Würdigung des Werthes der Castration bei hysterischen Frauen, in: Berliner klinische Wochenschrift 17, 1880, S. 242-245.
[301] Hegar, A.: Zur Castration bei Hysterie, in: Berliner klinische Wochenschrift 17, 1880, S. 365-367.
[302] Israel, J.: Gegendarstellung zu: Schellenberg: Israel (Berlin). Ein Beitrag zur Würdigung des Werthes der Kastration bei hysterischen Frauen, in: Centralblatt für Gynäkologie 4 (No. 20), 1880, S. 485-486, in: Centralblatt für Gynäkologie 4 (No. 22), 1880, S. 436.
[303] Hegar, A.: Zur Israel'schen Scheincastration, in: Berliner klinische Wochenschrift 17, 1880, S. 681-683.
[304] Hegar, A.: Zur Israel'schen Scheincastration, in: Berliner klinische Wochenschrift 17, 1880, S. 681-683, S. 681.
[305] Hegar, A.: Zur Israel'schen Scheincastration, in: Berliner klinische Wochenschrift 17, 1880, S. 681-683, S. 681.

Nachdem Hegar die Patientin nun selbst untersucht hatte, diagnostizierte er bei ihr „eine bedeutende Affection der Sexualorgane, welche ihrer Hauptursache nach, als Perioophoritis oder allgemeine Beckenperitonitis zu bezeichnen ist."[306] Unter diesen Umständen hielt er die Kastration sehr wohl für angezeigt. Schließlich habe die Patientin keine Hysterie, sondern eine (Reflex-)neurose. Trotzdem Hegar die Kastration für medizinisch indiziert hielt, wollte er sie bei dieser Patientin nicht durchführen, da die Sache bereits in einem Ausmaß an die Öffentlichkeit gelangt sei, dass selbst „bei günstigem Ausgang der Erfolg dem grossen Publicum gar nicht als über jeden Zweifel erhaben dargelegt werden kann."[307] Er schloss daher: „Eine Kranke bleibt besser ungeheilt, als dass in Folge fehlerhafter Anschauungen eine Operation in Misskredit käme, welche so segensreich wirken kann, wie die Castration", besonders da man der Kranken die Heilung auch diesmal nicht glauben würde, weil sie ja schon einmal heimlich erbrochen habe.[308] Hegar schloss seinen Artikel mit einem Appell an den nationalen Forschungseifer, indem er warnte, zu viel Kritik an der Operation könne leicht einen retardierenden Einfluss auf die Entwicklung der gesamten deutschen Gynäkologie ausüben, wie dies bereits bei der einfachen Ovariotomie der Fall gewesen sei, als sich Deutschland durch die heftige Kritik an der Operation um 20 Jahre in Rückstand zu England gebracht habe. Hätten hingegen

„die Kritiker die Operation selbst in die Hand genommen, ausgeübt, in ihren Bedingungen, Indicationen und Technik verbessert, so wäre dies von unberechenbar günstigem Einfluss für die ganze Entwicklung des Fachs in Deutschland gewesen. Lassen wir uns doch nicht wieder eine Sache durch Fremde aus der Hand nehmen!"[309]

James Israels „Scheinkastration" bedeutete aus verschiedenen Gründen einen Umbruch im Kastrationsdiskurs. Zum einen, weil es ein bis dahin nie dagewesener Versuchsaufbau war, der ein Bewusstsein für das Problem der Suggestibilität der Patientin und der psychischen Komponente der Hysterie schuf. Entsprechend der Brisanz des neuartigen Versuches war die Medienpräsenz hoch. Hegar standen dabei wahrscheinlich die besseren Ressourcen zur Verfügung. Seine Artikel erschienen beide Male auf der Titelseite der „Berliner klinischen Wo-

---

[306] Hegar, A.: Zur Israel'schen Scheincastration, in: Berliner klinische Wochenschrift 17, 1880, S. 681-683, S. 681.
[307] Hegar, A.: Zur Israel'schen Scheincastration, in: Berliner klinische Wochenschrift 17, 1880, S. 681-683, S. 683.
[308] Hegar, A.: Zur Israel'schen Scheincastration, in: Berliner klinische Wochenschrift 17, 1880, S. 681-683, S. 683.
[309] Hegar, A.: Zur Israel'schen Scheincastration, in: Berliner klinische Wochenschrift 17, 1880, S. 681-683, S. 683.

chenschrift", während Israel sich zweimal mit einer unscheinbaren Platzierung in der Mitte des Heftes zufriedengeben musste. Das „Centralblatt für Gynäkologie" hatte über den Fall mehrfach berichtet und dabei eindeutige Position für Hegar bezogen.[310] Beide Parteien zogen Zeugen heran, um ihre Glaubhaftigkeit zu unterstreichen. Hegar verwies auf „Professor Slawjanski in Petersburg, Dr. Gärtner und Dr. Fehling aus Stuttgart", die die Patientin in Freiburg gesehen hatten. Auch ein „Psychiatriker", Dr. Kirn, habe die Patientin untersucht.[311] Dem stand vonseiten Israels gegenüber, dass sich die Mitglieder der „Berliner medizinischen Gesellschaft" persönlich ein Bild von der Kranken machen konnten. In einer Antwort auf Hegars zweiten Artikel wies Israel auf die Ungereimtheiten in Hegars Argumentation hin.[312] Er ließ zudem den Vorwurf an Hegar durchblicken, er habe sich unkollegial verhalten. Angesichts der widersprüchlichen Aussagen der Patientin hätte er „vor die Alternative gestellt, den Angaben eines Arztes oder einer Person Glauben zu schenken, welche unter allen Umständen ihn oder mich belogen hat", vorsichtiger mit seinen Äußerungen ihm gegenüber sein müssen.[313] Auf welchem Weg der Fall an das „Berliner Tageblatt" gelangte, ist unklar. Profitiert davon hatten aber Israel und die Gegner der Kastration, das „Centralblatt für Gynäkologie" schrieb hierzu: „Die politische Presse und das Laienpublikum hat sich des Falles bemächtigt und ihn als Beweis gegen die Operation betrachtet."[314]

Mit der Einführung der Kastration bei Osteomalazie tauchte nicht nur eine völlig neue Indikation und neue Protagonisten auf, auch die Nachweisverfahren änderten sich. In den 1890er-Jahren begannen Fehling und die italienischen Physiologen Emilio Curàtulo und Luigi Tarulli,

---

[310] Schellenberg: Zur Israel'schen Scheinkastration, in: Centralblatt für Gynäkologie 4, 1880, S. 23-24; Schellenberg: Zur Kastration bei Hysterie, in: Centralblatt für Gynäkologie 4, 1880, S. 379-380; Schellenberg: Israel (Berlin). Zur Abwehr der Angriffe gegen die Scheinkastration, in: Centralblatt für Gynäkologie 5, 1881, S. 89; Schellenberg: Israel (Berlin). Ein Beitrag zur Würdigung des Werthes der Kastration bei hysterischen Frauen, in: Centralblatt für Gynäkologie 4, 1880, S. 485-486 (mit Anmerkung des Redakteurs Hermann Fehling).
[311] Es handelte sich hierbei um denselben Kirn, der 1878 eine Schrift über „Die periodischen Psychosen" veröffentlicht hatte und darin propagierte, bei abnormalem Gehirn könne es durch Ovulation zu einer Reflexpsychose kommen. Kirn, L.: Die periodischen Psychosen. Eine klinische Abhandlung, Stuttgart 1878, S. 97-104.
[312] Israel, J.: Zur Abwehr der Angriffe gegen die Scheincastration, in: Berliner klinische Wochenschrift 17, 1880, S. 726-727.
[313] Israel, J.: Zur Abwehr der Angriffe gegen die Scheincastration, in: Berliner klinische Wochenschrift 17, 1880, S. 726-727, S. 726.
[314] Schellenberg: Hegar (Freiburg). Zur Israel'schen Scheinkastration, in: Centralblatt für Gynäkologie 5, 1881, S. 23-24.

chemische Verfahren anzuwenden, um die Wirkungsweise der Kastration bei Osteomalazie zu erklären. Sowohl Fehling als auch die Italiener hatten Untersuchungen zur Phosphatausscheidung nach Kastration durchgeführt. Während der Sohn des bekannten Stuttgarter Chemieprofessors feststellte, „dass die Phosphorsäuremenge des Harns unmittelbar im Anschluss an die Operation bedeutend zunahm"[315], wiesen Curàtulo und Tarulli im Jahr darauf nach, „dass nach Abtragung der Eierstöcke die Menge der im Harne ausgeschiedenen Phosphorsäure in erheblichem Maße und für lange Zeit vermindert ist." Sie schrieben weiter:

> „Daraus folgt, dass durch die Abtragung der Eierstöcke eine größere Zurückhaltung des organischen Phosphors hervorgerufen wird, was eine größere Anhäufung von Kalksalzen unter der Form von Calcium- und Magnesiumphosphat und die Wiederherstellung der normalen Festigkeit der Knochen zur Folge hat."[316]

Die beiden Physiologen konnten, im Gegensatz zu Fehling, ihre empirischen Beobachtungen schlüssig mit einer Theorie verknüpfen und glaubten, sogar nachweisen zu können, dass diese Wirkung durch Injektion von Ovarialextrakten rückgängig zu machen sei.[317]

Der chemische Versuch hatte in der bis dahin ausschließlich operativ dominierten Gynäkologie nur eine sehr untergeordnete Bedeutung gehabt. Hegar und die meisten seiner Kollegen waren hauptsächlich auf morphologische Strukturen festgelegt. Zu Beginn des Kastrationsdiskurses hatte man in „anatomischer Forschung" die Antwort auf unklare Fragen gesucht und dem „anatomischen Beweis" die größte Aussagekraft zugemessen.[318] Diese Anforderungen änderten sich jedoch in den 1890er-Jahren. Hermann Fehling wandte chemische Methoden zum Nachweis der Wirksamkeit der Kastration bei Osteomalazie an. Hegar hingegen griff auf solche Arbeitstechniken nicht zurück. Ob er schlicht-

---

[315] Fehling, H.: Ueber Osteomalacie. Nach einem Vortrag gehalten vor der Gesellschaft für Geburtshülfe und Gynäkologie zu Berlin, in: Zeitschrift für Geburtshülfe und Gynäkologie 30, 1894, S. 471-476, S. 474.
Hermann Fehling war der Sohn des Stuttgarter Chemieprofessors und Direktors der technischen Hochschule Hermann Christian von Fehling (1811-1885), Namensgeber der Fehling'schen Lösung.
[316] Curàtulo, E.-Tarulli, L.: Einfluss der Abtragung der Eierstöcke auf den Stoffwechsel, in: Centralblatt für Gynäkologie 19, 1895, S. 555-557, S. 557.
[317] Später waren diese Ergebnisse jedoch nicht mehr reproduzierbar. Vgl. Werthmann, C.: Tierexperimente mit Ovarialpräparaten zwischen 1895 und 1916, Diss. med. Erlangen 1981. S. 3-5.
[318] Verhandlungen der Versammlung deutscher Gynäkologen in München, IV. Sitzung den 16. September 1877, Diskussion zum Vortrag von: Hegar, A.: Ueber Exstirpation normaler Ovarien, in: Archiv für Gynäkologie 12, 1877, S. 316-317, S. 317.

weg die aufkommende Bedeutung solcher Untersuchungsmethoden nicht erkannte oder ob ihm die Voraussetzungen zur Durchführung dieser Versuche fehlten, bleibt Spekulation. Dass er sie nicht verwendete, muss aber als ein Grund dafür gesehen werden, dass er keinen Übergang von der Kastration zur zukunftsträchtigen Hormonforschung fand. Die Quellenlage erlaubt letztendlich keine Klärung der Frage, warum Hegar seine Arbeit an der Kastration Ende der 1880er-Jahre einstellte und die endokrinologischen Aspekte konsequent ignorierte. Gekannt haben musste er sie, denn schon vor Brown-Sequards Experimenten mit Hodenextrakt hatte es immer wieder Arbeiten gegeben, die nahelegten, dass der Zusammenhang zwischen Ovulation und Menstruation kein nervaler, sondern ein chemisch zu erklärender sei.[319] Unter anderem hatte Ferdinand Adolf Kehrer, mit dem Hegar in Kontakt stand, schon 1884 postuliert, dass „excitierende Substanzen aus den Ovarien" die Menstruation auslösen würden.[320]

---

[319] Brown-Sequard, C.-E.: Expérience démontrant la puissance dynamogénique chez l'homme d'un liquide extrait de testicule d'animaux, in: Archives de physiologie normale et pathologique 5, 1889, sér. 1, S. 651-658.
[320] Kehrer, F. A.: Zur Menstruationslehre, in: Beiträge zur klinisch experiementellen Geburtskunde und Gynäkologie 2, 1884, S. 165-181 S. 170. Es existieren Briefe von Kehrer an Hegar (UAF, Nachlass Alfred Hegar, C123), F.A. Kehrers Sohn Erwin Kehrer war in den Jahren 1900-1901 bei Hegar in der Ausbildung.

II. 4 Zur wissenschaftlichen Biografie Alfred Hegars

Bislang wurde die zentrale Rolle Alfred Hegars im Kastrationsdiskurs dargestellt. Gegenstand des folgenden Abschnittes ist nun die wissenschaftliche Biografie des Freiburger Gynäkologen, wobei insbesondere auf die Elemente eingegangen wird, denen ein Einfluss auf den Verlauf des Kastrationsdiskurses unterstellt werden kann.

Wichtige Voraussetzung für Hegars Karriere und insbesondere für die Einführung der Kastration durch ihn war seine chirurgische Ausbildung bei Gustav Simon in Darmstadt. Simon hatte sich, neben urologischen Eingriffen, in erster Linie auf die gerade aufkommenden Ovariotomien spezialisiert und damit seinen Schüler entscheidend beeinflusst.[321] 1862 war Hegar der von Eduard Martin geleiteten „Berliner Gesellschaft für Geburtshülfe" beigetreten.

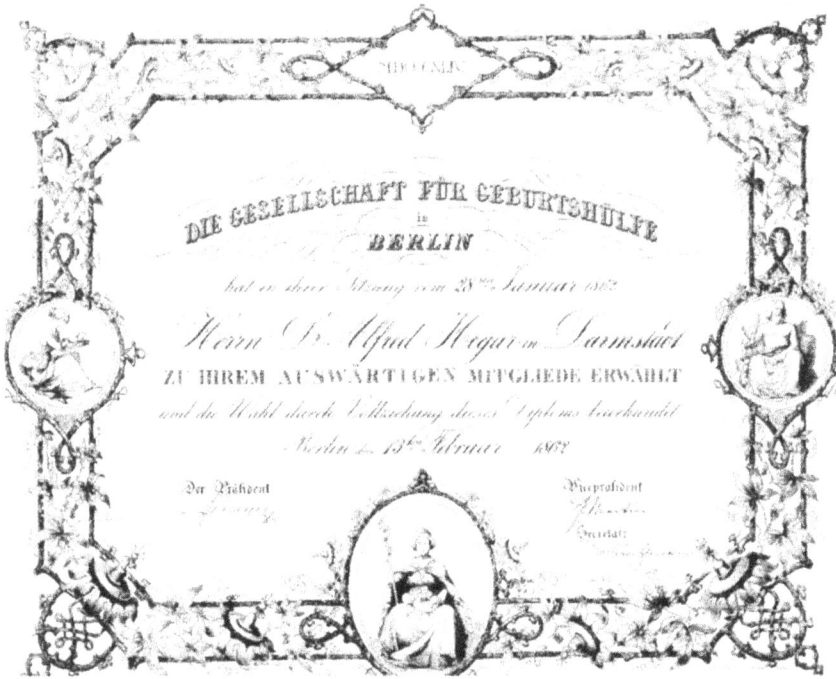

Quelle: UAF, Nachlass Alfred Hegar, C123.

---

[321] Hegar, A. – Kaltenbach, R.: Operative Gynäkologie mit Einschluß der gynäkologischen Untersuchungslehre, 1. Auflage, Stuttgart 1874, S. 145.

Durch zahlreiche, zunächst chirurgische, später gynäkologische Arbeiten, hatte der Spross aus einflussreicher Darmstädter Arztfamilie in der Fachwelt auf sich aufmerksam gemacht und wurde so 1864 ohne formelle Habilitationsschrift zum ordentlichen Professor an der Medizinischen Fakultät der Universität Freiburg und zum Direktor der Entbindungsanstalt sowie zum Kreisoberhebearzt und Hebammenlehrer berufen.[322]

Hegars Tätigkeit in Freiburg war von Anfang an erfolgreich. Bereits zwei Jahre nach seinem Amtsantritt genehmigte man ihm einen Neubau, der das alte geburtshilfliche Haus durch eine moderne Frauenklinik ersetzte. Nach nur 24-monatiger Bauzeit konnte die neue Klinik in der Albertstraße 1868 bezogen werden.[323] Die wissenschaftlichen Arbeiten aus Hegars Anfangszeit in Freiburg beschäftigten sich fast ausschließlich mit Geburtshilfe, erst ab etwa 1870 wurden auch gynäkologische Themen für ihn relevant. In diese Periode fiel auch der Beginn Hegars intensiver Freundschaft mit dem Gynäkologen Wilhelm Alexander Freund (1833-1918), die bis zum Tode Hegars bestehen blieb.

1874 brachte Hegar zusammen mit seinem Mitarbeiter Rudolph Kaltenbach die erste Auflage seines Buches „Die operative Gynäkologie mit Einschluss der gynäkologischen Untersuchungslehre" heraus.[324] Das Lehrbuch wurde in den folgenden Jahren zum Standardwerk in der Frauenheilkunde. Weitere Auflagen in Deutsch folgten 1881 und 1886. 1885 erschien die französischsprachige Ausgabe in Paris.[325] 1887 folgte die englische Auflage.[326] Die vierte und letzte deutsche Ausgabe des Buches erschien 1897 nach dem Tod Kaltenbachs unter der Mitarbeit von Hegars Schwiegersohn W. Wiedow sowie seiner Assistenten Ernst Sonntag und Paul Gustav Bulius.

Zwischen 1876 und 1886 nahm die Kastration breiten Raum in Hegars Forschungstätigkeit ein. Daneben entstanden aber auch Arbeiten über Operationen an der Gebärmutter und die Therapie der Beckenbodensenkung.

---

[322] Huber (1982), S. 161.
[323] Vgl.: Seidler (1991), S. 152.
[324] Hegar, A. – Kaltenbach, R.: Operative Gynäkologie mit Einschluß der gynäkologischen Untersuchungslehre, 1. Auflage, Stuttgart 1874.
[325] Übersetzung der 2. deutschen Auflage unter dem Titel: Hegar, A. – Kaltenbach, R: Traité de gynécologie opérativeavec l'exposé des procédés d'exploration en gynécologie, Paris 1885.
[326] Übersetzung der 3. deutschen Auflage ins Amerikanische: Hegar, A. – Kaltenbach, R: A hand-book of general and operative gynecology, in: Cyclopædia of obstetrics and gynecology Vol. VII, New York 1887.

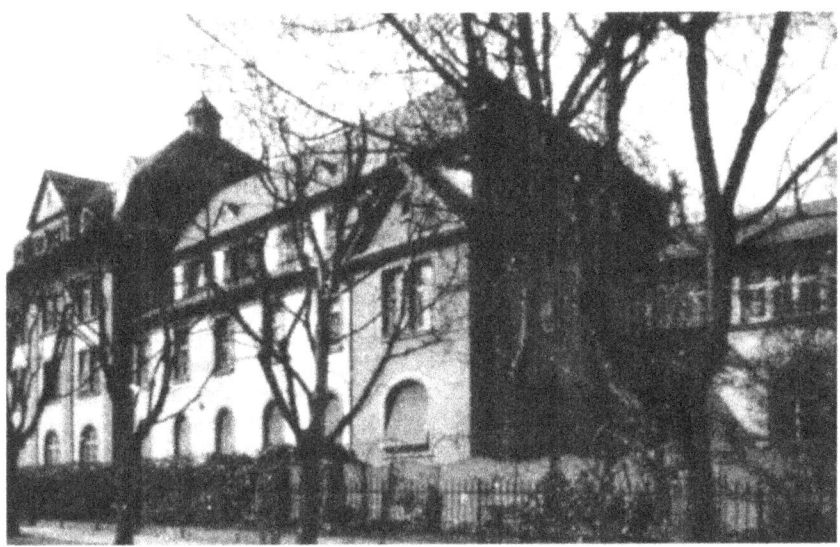

Unter Hegar erbaute ehem. Universitätsfrauenklinik Freiburg in der Albertstraße, zerstört am 27. Nov. 1944.
Quelle: Archiv des Instituts für Geschichte der Medizin

Im Rahmen der Etablierungsbestrebungen des jungen Faches Frauenheilkunde engagierte sich Hegar in den Jahren 1876/77 zusammen mit den Ordinarien Credé (Leipzig) und von Hecker (München) für die Gründung einer „Gesellschaft für Gynäkologie."[327] Seit 1874 hatten sich die Frauenärzte jährlich im Rahmen einer Gynäkologischen Sektion auf der „Versammlung deutscher Naturforscher und Ärzte" getroffen. Angeregt durch die Bildung gynäkologischer Gesellschaften in England und den USA war auf der Naturforscherversammlung im September 1876 beschlossen worden, auch in Deutschland eine eigenständige Standesvertretung zu schaffen.[328] Der Gründungskongress sollte im Rahmen der „50.Versammlung deutscher Naturforscher und Ärzte", am 14. und 15. September 1877, in München stattfinden. Die Veranstalter hofften, auf diesem Weg sowohl die Frauenärzte, die für die Gründung einer eigenständigen gynäkologischen Gesellschaft waren, als auch diejenigen, die sich weiterhin im Rahmen der „Versammlung für Naturforscher und

---

[327] Hegar, A., Credé, C., v. Hecker, C.: Einladung zur Gründung einer Deutschen Gesellschaft für Gynäkologie, in: Archiv für Gynäkologie 12, 1877, S. 167-168.
[328] Gründung des Royal College of Obstetricians and Gynaecologists in London 1874 und Gründung der American Gynecological Society in New York am 3. Juni 1876. Verhandlungen der Gesellschaft Deutscher Naturforscher und Ärzte, Gynäkologische Sektion, in Hamburg am 21. September 1876.

Ärzte" treffen wollten, zu erreichen. Unter den angekündigten Rednern befand sich auch Alfred Hegar mit seinem Vortrag „Ueber Exstirpation normaler Ovarien".[329] Auf dieser Veranstaltung erreichte Hegar für seine Operation das bislang größte Auditorium. Anwesend war, neben den meisten Ordinarien, „alles mögliche Volk, was sich Gynäkolog nennt".[330] Gerade die so Bezeichneten waren es jedoch, die die Kastration besonders engagiert aufgriffen. Das Ziel der Veranstaltung, die Gründung einer eigenständigen Gesellschaft für Gynäkologie, erreichten die Organisatoren jedoch nicht. Obwohl ein Jahr zuvor in Hamburg die Mehrheit der Teilnehmer für eine eigene gynäkologische Gesellschaft gestimmt hatte, konnte sich jetzt Robert von Olshausen mit seinem Antrag auf Verbleib in der „Versammlung deutscher Naturforscher und Ärzte durchsetzen".[331] Die Gegner einer selbstständigen Vereinigung waren der Meinung, die Frauenheilkunde sei im Gegensatz zur Chirurgie ein zu kleines Fach für eine eigene Gesellschaft. Zudem würde der Austausch mit den anderen Fächern unverhältnismäßig unter einem Rückzug der Gynäkologen aus der „Versammlung deutscher Naturforscher und Ärzte" leiden. Von den Vertretern dieser anderen Fächer wurden die Emanzipationsbestrebungen der Frauenärzte als Zersplitterungsversuche kritisiert oder belächelt.[332] Obwohl Hegar sich gegen den von ihm wenig geschätzten Olshausen nicht durchgesetzt hatte, schien er über das Scheitern der Verhandlungen nicht sehr enttäuscht gewesen zu sein.[333] Er schrieb an Freund:

> „Man hat in München von der Konstituierung einer besonderen gynäkologischen Gesellschaft abgesehen. Ein guter Teil der dortigen Versammlung wollte es noch einmal mit der allgemeinen Versammlung probieren und nur gewisse Modifikation in Bezug auf Abhaltung der Sektionssitzung einführen. Ich muss gestehen, dass ich nicht sonderlich böse bin, dass die Sache für diesmal nicht zu Stande kam, es sind so viel desperate Elemente vorhanden, dass wohl nichts Rechtes zu Stande gekommen wäre. Man

---

[329] Angekündigte Vorträge: Hegar, A.: Ueber Exstirpation normaler Ovarien, in: Archiv für Gynäkologie 12, 1877, S. 167.
[330] UAF, Nachlass Alfred Hegar, C123 Brief Hegar an Freund vom 05.10.1877.
[331] Robert Michaelis von Olshausen *Kiel 1835 † Berlin 1915, studierte in Kiel und Königsberg. Habilitation 1863 in Halle. Ab 1864 Ordinarius in Halle, 1887 Nachfolger von Karl Ludwig Ernst Schroeder als Ordinarius für Gynäkologie in Berlin.
[332] Anonym: Berliner klinische Wochenschrift 14, 1877, S. 575-576.
[333] In einem Brief an Freund hatte Hegar Olshausen als „Schwachkopf" betitelt. Siehe: UAF, Nachlass Alfred Hegar, C 123, Brief Hegar an Freund vom 28.06.1874.

wird auch die Geschichte in anderer Art angreifen müssen, indem zuerst ein kleinerer Kreis zusammentritt".[334]

Erst neun Jahre später, 1886, kam es dann tatsächlich zur Gründung einer „Deutschen Gesellschaft für Gynäkologie". Robert von Olshausen, der vormals die Gegner einer solchen Gesellschaft hinter sich vereinigt hatte, wurde nun zum stellvertretenden Vorsitzenden gewählt. Den ersten Vorsitz übernahm mit Franz von Winckel ein erklärter Kritiker der operativen Gynäkologie. Hegar war am Gründungskongress nicht beteiligt, trat der Vereinigung aber bei und wurde anlässlich seines 80. Geburtstages zum Ehrenmitglied ernannt.

Heute ist Alfred Hegar im Wesentlichen als Namensgeber der „Hegarstifte" zur Zervixdilatation ein Begriff. Diese Stifte hatte er erstmals auf der Naturforscherversammlung 1879 in Baden-Baden vorgestellt.[335] Die Idee, statt eines konisch zulaufenden „Pressschwammes" Einzeldilatatoren zu verwenden, stammte aus den USA. Hegar modifizierte diese Bougies, indem er ihnen eine leichte Krümmung gab und sie aus solidem Hartgummi, später aus Glas herstellen ließ. Die Einzeldilatatoren erlaubten ein wesentlich schnelleres Eröffnen des Muttermundes und hatten gegenüber den Dilatatoren mit Spreizbranchen den Vorteil, dass sie zu einer gleichmäßigen und verletzungsärmeren Dehnung führten.[336]

Die als „Hegar'sches Schwangerschaftszeichen" bekannte Cervixauflockerung stellte Hegar 1887 auf dem Oberrheinischen Ärztetag vor.[337] Bereits 1884 hatte sein Assistent Carl Reinl darüber einen Artikel im „Centralblatt für Gynäkologie" veröffentlicht.[338] Das neue Diagnosekriterium sollte die sichere Feststellung einer Schwangerschaft ab der sechsten Woche ermöglichen. Es wurde allerdings nur zögerlich wahr- und angenommen.

Privat war das Ende der 1880er-Jahre für Hegar eine schwierige Zeit. 1889 starb seine Frau Eva und bereits ein Jahr darauf seine Tochter Marie kurz nach der Geburt ihres zweiten Kindes. Marie war mit Hegars Mitarbeiter Wilhelm Wiedow verheiratet, der zunächst als

---

[334] UAF, Nachlass Alfred Hegar, C123, Brief Hegar an Freund 05.10.1877.
[335] Vgl.: Silló-Seidl (1979), S. 1253.
[336] Kasprzik, R.: Ueber Dilatation der Cervix, in: Allgemeine Wiener medizinische Zeitschrift 25,1880, S. 114.
[337] Hegar, A.: Diagnose der frühsten Schwangerschaftszeit. Vortrag auf dem 8. Oberrheinischen Ärztetag 1887, in: Ärztliche Mitteilungen aus und für Baden 42, 1888, S. 53.
[338] Reinl, C.: Ein neues sicheres diagnostisches Zeichen der Schwangerschaft in den ersten Monaten, in: Centralblatt für Gynäkologie 8, 1884, S. 837.

Privatdozent an der Universitätsfrauenklinik tätig gewesen war und später die Leitung der Gynäkologischen Abteilung des Josefskrankenhauses in Freiburg übernahm.[339]

Ab 1886 zog Hegar sich von der Kastration und der operativen Gynäkologie zunehmend zurück. Den in „Der Zusammenhang der Geschlechtskrankheiten mit nervösen Leiden" geäußerten Wunsch nach neuen wissenschaftlichen Herausforderungen machte Hegar auch in privaten Briefen deutlich, an Freund schrieb er:

> „Ich glaube, dass man doch endlich einmal die Operationen etwas mehr in den Hintergrund treten lassen sollte. Schöne und lohnende Aufgaben gibt es ja in der Gynäkologie noch ausserordentlich viele und es scheint mir sehr an der Zeit, dass eine andere Richtung eingeschlagen werde. Entwicklungsgeschichte und Vererbungslehre zeigen deutlich den Weg (...). Doch scheint mir der Zeitpunkt geeignet, einmal in ein anderes Horn zu blasen. Es gibt auch unter den Klinikern noch mehrere, welche, obgleich sie viel operieren, gern einmal etwas Neues auftauchen sehen, von denen zu schweigen, welche von Anfang an sich der chirurgischen Richtung entgegengesetzt haben, wie Winckel, Gusserow, Dorn, freilich ohne Erfolg, aber nur deswegen fruchtlos, weil sie selbst nichts Anderes, was neu und bedeutend war, zu producieren wussten und deshalb auch keine andere Richtung anbahnen konnten."[340]

Die neuen Aufgaben der Gynäkologie im Rahmen des in den 1880er-Jahren aufkommenden hygienepolitischen Diskurses sah Hegar für sich zunächst in der Infektiologie, später in der Eugenik. 1882 hatte Robert Koch in Berlin die Entdeckung des Tuberkelbazillus bekannt gegeben.[341] Der enorme Impuls für die Bakteriologie, der von dieser Entdeckung ausging, machte auch vor Hegar und der Gynäkologie nicht halt. Im selben Jahr hielt Hegar, damals Prorektor der Universität, zum Geburtstagsfest seiner „Koeniglichen Hoheit Großherzog Friedrich" seinen später häufig zitierten Vortrag über die Puerperalsepsis mit dem Titel „Ignaz Semmelweis: Sein Leben und seine Lehre."[342] Hegar hatte für

---

[339] Seidler (1991), S. 162.
[340] UAF, Nachlass Alfred Hegar, C123, Brief Hegar an Freund 06.01.1886.
[341] Leven (1997), S. 100.
[342] Hegar war Prorektor der Universität Freiburg im akademischen Jahr 1882/83. Vgl. Hegar, A.: Ignaz Semmelweis. Sein Leben und seine Lehre, Freiburg 1882. In zahlreichen Nachrufen und Gedenkreden wurden unter Hinweis auf diesen Vortrag die Verdienste Hegars um die Durchsetzung der Semmelweis'schen Lehre zur Vermeidung des Kindbettfiebers hervorgehoben. Z. B. Diepgen (1930), Huber (1982), Rihner (1980), Podach (1964). Einige Autoren (vgl. Podach, S.166f.)

diesen Vortrag Material aus Semmelweis' Geburtsstadt von seinem Schüler Wilhelm Tauffer angefordert.[343] Tauffer hatte die Jahre 1876 bis 1878 zur praktischen Ausbildung in Freiburg verbracht und war seit 1881 Ordinarius für Gynäkologie in Budapest.[344]

Neben der Puerperalsepsis als wichtigstem mikrobiologischem Problem seines Faches griff Hegar das populäre Tuberkulosethema für die Gynäkologie auf. Er veröffentlichte Arbeiten wie „Die Entstehung, Diagnose und chirurgische Behandlung der Genitaltuberkulose des Weibes" und weitere Texte zu infektiologischen Themen.[345]

Zur Eugenik als weiterem Themenfeld, das ihn bis zu seinem Tode beschäftigte, gelangte Hegar nicht, wie vermutet, über die Kastration, sondern über seine Untersuchungen zur Genitaltuberkulose.[346] In „Zur Entstehung und Verhütung der Frauenkrankheiten" widmete er sich den gesellschaftlichen Folgen von durch bakterielle Noxen und ungünstige Lebensumstände hervorgerufenen Erkrankungen.[347] Im Mittelpunkt stand nicht mehr die Therapie, sondern der Präventivgedanke. Um angeborene Leiden zu verhindern, seien keimschädigende Einflüsse wie Tuberkulose, Lues, Tabak und Alkohol zu vermeiden.

Die Aufgabe des Frauenarztes sah er dabei vor allem in der Beratung junger Menschen dahingehend, einen gesunden Partner für die Ehe und Familiengründung auszuwählen. In dem Bericht über die Er-

---

unterstellen sogar, dass Tauffer, der sich von 1876-1878 in Freiburg aufhielt, Hegar von den Semmelweis'schen Lehren überzeugt haben soll. Die heutige medizinhistorische Forschung geht jedoch davon aus, dass die Semmelweis'schen Erkenntnisse über die Verhütung der Puerperalsepsis bereits zu Beginn der 1860er-Jahre in Europa anerkannt waren. Vgl. z. B. Leven (1997), S. 73ff. Hegars Arbeiten zur Puerperalsepsis entstanden jedoch erst in den 1880er-Jahren und gehen bereits von einer bakteriologischen Ursache der Erkrankung aus. Vgl. z. B.: Hegar, A., Zur puerperalen Infektion und zu den Zielen unserer modernen Geburtshilfe, in: Sammlung klinischer Vorträge, hrsg. v. Richard Volkmann, Gynäkologie No. 101, Leipzig 1889, S. 2537-2554, S. 2540.
[343] Ignaz Philipp Semmelweis *1818 Buda † 1865 Döbling bei Wien. Wilhelm Tauffer (1851-1934) seit 1881 Ordinarius für Gynäkologie in Budapest. UAF, Nachlass Alfred Hegar, C123, Brief Hegar an Tauffer 24.03.1882.
[344] Wedding (1965), S. 18.
[345] Hegar, A.: Die Entstehung, Diagnose und chirurgische Behandlung der Genitaltuberkulose des Weibes, Stuttgart 1886. Und Hegar, A,: Die Genitaltuberkulose des Weibes, Berlin 1886.
[346] In seinen Publikationen zur Kastration ließ Hegar im Gegensatz zu Fritsch und Fehling keine eugenische Motivation erkennen.
[347] Hegar, A.: Zur Entstehung und Verhütung der Frauenkrankheiten, in: Centralblatt für Gynäkologie 13, 1889, S. 465.

Öffnungsrede Hegars auf der 3. Versammlung der deutschen Gesellschaft für Gynäkologie hieß es entsprechend:

„Eingehend behandelte Redner noch die Beziehung der angeborenen Anlagen zu Erkrankungen, sprach über den Schutz des Eies, über die Pflege der Gesundheit in der Schwangerschaft, entwickelte die Aufgaben der öffentlichen Gesundheitspflege gegenüber den Schädigungen der befruchteten Keime. Berührte die Frage von Erbfehlern und die Zuchtwahl und zog somit die Grenzen der ärztlichen Thätigkeit des Gynäkologen so weit, dass er mit Recht behaupten durfte, der Gynäkologe sei nicht nur der Arzt für Unterleibsleiden der Frauen."[348]

Nach dem Beispiel der amerikanischen Gesetzgebung forderte Hegar 1900 ein staatliches Eheverbot für Personen „mit einem Bildungsfehler, einem Gebrechen, einer Krankheit oder einer Vergiftung (...) sobald dauernde und erhebliche Schädigung der Nachkommen zu erwarten ist."[349] Im Einzelfall würde dies jedoch nicht leicht zu entscheiden sein und sollte deshalb einem Arzt überlassen bleiben. Bei „erblichen" Krankheiten wie Missbildungen, konträrem Geschlechtscharakter, Epilepsie, Irrsinn, schwerer Neurose und Geisteskrankheit sprach Hegar sich für ein generelles Eheverbot aus, während er bei Vergiftungen und Erkrankungen auch ein temporäres Eheverbot bis zur Ausheilung der Erkrankung für ausreichend betrachtete. Eine Kastration aus eugenischer Indikation erwähnte Hegar erstmals in der 1897 erschienenen letzten Ausgabe seines Lehrbuches, in der er Beobachtungen an einer australischen Frau schilderte, der wegen ihrer Taubstummheit die Ovarien entfernt worden waren.[350] In seinen Spätwerken sind Hegars Forderungen weitergehend. 1911 schrieb er: „Indem wir die Träger schlechter Keimanlagen vernichten oder wenigstens an der Fortpflanzung hindern, schaffen wir eine Auslese, bei welcher die besseren Elemente in größerer Menge zurückbleiben."[351] Am Beispiel von Fällen in

---

[348] Hegar, A.: Rede auf der Eröffnung der 3. Versammlung der deutschen Gesellschaft für Gynäkologie in Freiburg im Juni 1889, in: Archiv für Gynäkologie 35, 1889, S. 488-489.
[349] Vgl. Hegar, A.: Die beste Vorbeugung gegen Krankheiten und Gebrechen, in: Deutsche Revue 25, 1900, S. 84-92, S. 92.
[350] Hegar, A. – Kaltenbach, R.: Operative Gynäkologie mit Einschluß der gynäkologischen Untersuchungslehre, hrsg. v. Hegar, A - Wiedow, W. – Sonntag, E. - Bulius, G., 4. Auflage, Stuttgart 1897, S. 358. In früheren Auflagen fehlt diese Textstelle.
[351] Hegar, A.: Die Wiederkehr des Gleichen und die Vervollkommnung des Menschengeschlechts, in: Archiv für Rassen- und Gesellschaftsbiologie 8, 1911, S. 72-85, S. 83. Die erwähnte Vernichtung von Trägern schlechter Keimanlagen bezieht sich auf die Todesstrafe für verurteilte Mörder, über (psychisch) Kranke hingegen schreibt Hegar: „Die Tötung, welche wir bei den ethisch mangelhaft ausgestatteten

der Amerikanischen Union und in der Schweiz erörtert Hegar 1914 explizit die Möglichkeit einer Kastration aus eugenischer Indikation, in seinem Text heißt es:[352]

„Die Frauen, bei welchen die Keimdrüsen herausgenommen worden sind, litten an moralischen und intellektuellen Defekten. Epilepsie und Masturbation werden ausserdem erwähnt."[353]

Angeregt und beeinflusst wurde Hegar zu dieser Zeit vom „Naturwissenschaftlichen Verein Freiburg", in dem sich eine Gruppe aus dem Biologen August Weismann, Otto Ammon und Ernst Ziegler zusammengefunden hatte, die eine antisozialistische Humanbiologie vertrat.[354] Eine Zusammenarbeit mit Ammon und Ziegler lässt sich anhand des Hegar-Nachlasses nachweisen. August Weisman hatte bereits 1886 „Zur Frage nach der Vererbung erworbener Eigenschaften" gearbeitet, ein Thema, das Hegar später wieder aufgriff.[355] In Zusammenhang mit dieser Gruppe ist auch Hegars Auseinandersetzung mit August Bebels Buch „Die Frau und der Sozialismus" zu sehen. In seinem Klassiker der sozialistischen Frauenemanzipation forderte Bebel freie Liebe und die Verteilung der Produktionsmittel nach weiblicher Erbfolge. Hegars Antwort auf Bebels Buch erschien unter dem Titel „Der Geschlechtstrieb, eine sozialmedizinische Studie".[356] Im Wesentlichen kritisiert Hegar darin die von Bebel proklamierte „wilde Liebe" und setzt dem Mäßigung, auch in der Ehe, entgegen: Denn so argumentiert er:

„Die zu häufige Ausübung des Copulationsaktes, welcher auch in der Ehe stattfindet, führt zu Blutarmut, schlechter Ernährung, Muskelschwäche, geistiger und nervöser Erschöpfung."[357]

Anhand statistischer Daten versuchte er, den gesundheitsfördernden Effekt der Enthaltsamkeit nachzuweisen. Tatsächlich konnte er herausfinden, dass katholische Pfarrer länger als Ärzte lebten, allerdings kürzer als protestantische Pfarrer oder gar als Forstbeamten oder Juristen. Am

---

Personen für gerechtfertigt halten, widerstrebt bei dieser zweiten Kategorie unserem Gefühl. Dagegen wird man es allgemein billigen, wenn die Fortpflanzung eingedämmt wird." S. 82.
[352] Oberholzer, E.: Kastration und Sterilisation von Geisteskranken in der Schweiz, in: Juristisch psychiatrische Grenzfragen 8, 1911, S. 25-144.
[353] Hegar, A.: Zur chinesischen, deutschen und amerikanischen Kriminalistik, Der Kampf gegen Minderwertigkeit und Verbrechen, Wiesbaden 1914.
[354] Weindling (1991), S. 98.
[355] Weismann, A.: Zur Frage nach der Vererbung erworbener Eigenschaften, Biologisches Centralblatt 6, 1886, S. 33-48.
Hegar, A.: Ererbt oder erworben, in: Umschau 15, 1911, S. 527-529.
[356] Hegar, A.: Der Geschlechtstrieb, eine sozialmedizinische Studie, Stuttgart 1894.
[357] Hegar, A.: Der Geschlechtstrieb, eine sozialmedizinische Studie, Stuttgart 1894, S. 46.

Ende seiner Ausführungen musste Hegar freilich zugeben, dass „soweit die allerdings unvollständigen und nicht ganz übereinstimmenden Untersuchungen eine Entscheidung zulassen, ist ein erheblicher Einfluss der Enthaltsamkeit auf Sterblichkeit und Lebensdauer nicht vorhanden."[358] In anderen Punkten stimmten Bebel und Hegar durchaus überein. Beide sprachen sich gegen den Krieg aus, da durch diesen „vorzugsweise kräftige, zur Zeugung geeignete Individuen hinweggerafft werden".[359] Hegar sah ebenfalls die „Übelstände, welche durch die Anhäufung grosser Güterkomplexe in einzelnen Händen entstehen", ein Sozialist war er deshalb noch nicht und fühlte sich von Bebel wohl auch persönlich angegriffen, hatte dieser in seinem Buch über den Berufsstand der Professoren doch ein wenig schmeichelhaftes Urteil gefällt:[360]

> „Eine Gilde, welche dazu bezahlt ist, die Herrschaft der leitenden Klassen unter der Autorität der Wissenschaft zu vertheidigen und als gut und nothwendig erscheinen zu lassen und die vorhandenen Vortheile zu schützen. In Wahrheit ist es Afterwissenschaft, Gehirnvergiftung, kulturfeindliche Arbeit, geistige Lohnarbeit im Interesse der Bourgeoisie und ihrer Klienten."[361]

Mit Rassenhygiene im Sinne einer Überlegenheit der arischen Rasse oder der „Lebensraum-Philosophie" konnte sich die Freiburger Gruppe nicht identifizieren.[362] Hegar war Ehrenmitglied der internationalen Gesellschaft für Rassenhygiene.[363] In dem von Alfred Ploetz herausgegebenen Archiv für Rassen- und Gesellschaftsbiologie veröffentlichte er einige Aufsätze.[364] Ziel war jedoch auch für ihn die Verbesserung der Menschenrasse an sich. Diese Bemühungen hörten nicht bei der Geburt eines Individuums auf. Besondere Bedeutung für die Gesundheit des

---

[358] Hegar, A.: Der Geschlechtstrieb, eine sozialmedizinische Studie, Stuttgart 1894.
[359] Hegar, A.: Der Geschlechtstrieb, eine sozialmedizinische Studie, Stuttgart 1894, S. 86.
[360] Hegar, A.: Der Geschlechtstrieb, eine sozialmedizinische Studie, Stuttgart 1894, S. 93.
[361] Hegar druckte dieses Zitat in einer Fußnote seiner Arbeit: Hegar, A.: Der Geschlechtstrieb, Stuttgart 1894, ab.
[362] Vgl. Weindling (1991), S. 138.
[363] Siehe Gratulationstelegramme zum 80. Geburtstag, UAF Nachlass Alfred Hegar, C123.
[364] Alfred Ploetz 1860-1940 Arzt, gründete 1904 das Archiv für Rassen- und Gesellschaftsbiologie und 1905 die Gesellschaft für Rassenhygiene. Verfolgte die Idee einer überlegenen nordischen Rasse.
Hegar, A.: Die Verkümmerung der Brustdrüse und die Stillungsnot, in: Archiv für Rassen- und Gesellschaftsbiologie 2, 1905, S. 830-844, oder Hegar, A.: Die Wiederkehr des Gleichen und die Vervollkommnung des Menschengeschlechts, in: Archiv für Rassen- und Gesellschaftsbiologie 8, 1911, S. 72-85.

ganzen Volkes wurde, in dem ab etwa 1900 geführten sozialhygienischen Diskurs, dem Stillen beigemessen. Auch Hegar war der Meinung, dass „zu einem grossen Theil das Leben und die Gesundheit der Nachkommen" vom Stillen abhänge.[365] Bei Untersuchungen hierzu hatte er festgestellt, dass „in Freiburg nur 54 % der Wöchnerinnen etwa 10 Tage das Kind ausreichend mit Milch versorgen."[366] Grund dafür seien die schlecht ausgebildeten Brüste und Warzen, die teils als Degenerationszeichen zu werten, teils auf zu warme, zusammenschnürende Kleidung und unzweckmäßigen Lebensstil zurückzuführen seien. Zur Behebung dieser Missstände sei es Pflicht der Ärzte und des Staates, jeder Frau das Stillen zu ermöglichen, sei es durch sachkundige Anleitung oder finanzielle Unterstützung und Einrichtung von Stillheimen, auch für ledige Mütter. Weiter sollten die Väter von unehelichen Kindern für die Entbindungskosten und den Unterhalt aufkommen.[367] Hegars Forderungen deckten sich weitgehend mit denen des „Bundes für Mutterschutz". Dieser Verein war 1905 in Berlin gegründet worden und hatte den „Schutz der Mutterschaft, sowohl der ehelichen wie auch der unehelichen", zum Ziel.[368] Zur „Hebung und Veredelung der Menschheit" sollte eine neue sexuelle Ethik geschaffen werden, aber auch ganz praktische Hilfen wie Mutterheime und Mutterschutzversicherungen sollten eingerichtet werden. In diesem Verein trafen sowohl Feministinnen, Sozialisten als auch Eugeniker aufeinander. Neben Max Marcuse, Ruth Bre und Agnes Blum engagierte sich auch Alfred Hegar in dieser Vereinigung.[369]

Am 29. Juli 1904 hatte Hegar seine letzte Vorlesung gehalten und war schließlich zum ersten Oktober 1904 als Klinikleiter zurückgetreten. Als Nachfolger hatte er sich seinen Schüler Sellheim oder den Gießener Ordinarius Hermann Johannes Pfannenstiel gewünscht. Seinem Drängen, Sellheim zu berufen, kam der Fakultätsrat nicht nach und

---

[365] Hegar, A.: Die Verkümmerung der Brustdrüse und die Stillungsnot, in: Archiv für Rassen und Gesellschaftsbiologie 2, 1905, S. 830-844.
Hegar, A.: Brüste und Stillen, in: Deutsche medizinische Wochenschrift 22, 1896, S. 539-541, S. 540.
[366] Hegar, A.: Brüste und Stillen, in: Deutsche medizinische Wochenschrift 22, 1896, S. 539-541, S. 540.
[367] Hegar, A.: Die Verkümmerung der Brustdrüse und die Stillungsnot, in: Archiv für Rassen- und Gesellschaftsbiologie 2, 1905, S. 830-844.
[368] Mutterschutz. Zeitschrift zur Reform der sexuellen Ethik, Publikationsorgan des Bundes für Mutterschutz 1, 1905, S. 4.
[369] Vgl. Spendenaufruf des „Bundes für Mutterschutz", in: Archiv für Rassen- und Gesellschaftsbiologie 2, 1905, S. 164-165.

Pfannenstiel lehnte die Vokation ab. Schließlich wurde der Lehrstuhl mit Bernhard Krönig besetzt. Während seiner Amtszeit hatte Hegar mehrere Angebote, Freiburg zu verlassen.[370] 1867 hatte er einen Ruf aus Gießen erhalten, wo er indirekter Nachfolger seines Onkels hätte werden können. Er blieb jedoch in Freiburg und zog im folgenden Jahr in seine neu erbaute Klinik um. Rudolf Kaltenbach, der 1868 bis 1883 an der Universitätsklinik in Freiburg gearbeitet hatte, übernahm diesen Lehrstuhl 1887. Der im Stillen erhoffte Ruf als Nachfolger Martins nach Berlin blieb Hegar verwehrt. 1878 bot man ihm das Ordinariat in Straßburg an, Hegar lehnte mit Rücksicht auf seine Familie und in Hinblick auf den „heruntergekommenen Zustand" des dortigen Institutes ab.[371] Auf sein Einwirken hin erhielt schließlich W. A. Freund, der bislang bei der Lehrstuhlvergabe leer ausgegangen war, den Posten in Straßburg.[372] Als Freunds Nachfolger wurde 1901 Hermann Fehling berufen. Nach dem Tod Spiegelbergs war Hegar 1881 auch der Lehrstuhl in Breslau angeboten worden, auf den er ebenfalls verzichtete und der damit an Heinrich Fritsch fiel. Auch nach Hegars Emeritierung 1904 erschienen noch zahlreiche Publikationen von ihm. Das bedeutendste und nachhaltigste Werk seiner letzten Lebensjahre war aber sicherlich die Gründung der „Oberrheinischen Gesellschaft für Gynäkologie und Geburtshilfe".

---

[370] Huber (1982), S. 161.
[371] UAF, Nachlass Alfred Hegar, C123, Brief Hegar an Freund in Nizza, 01.10. 1878.
[372] Vermutlich aufgrund seiner jüdischen Herkunft war W. A. Freund trotz herausragender wissenschaftlicher Leistungen bei der Lehrstuhlvergabe immer wieder übergangen worden. Zu Antisemitismus in der Medizin des ausgehenden 19. Jahrhunderts siehe auch: Elkeles (1996), S. 170ff.

II. 5 Hegars Netzwerk

Hegar spielte im Kastrationsdiskurs nicht nur deshalb eine zentrale Rolle, weil er die Operation „erfand", sondern auch weil er ihr seine fachliche Autorität und sein persönliches Netzwerk zur Verfügung stellte und damit ihre Verbreitung möglich machte. Wäre Hegar in einer anderen Position gewesen oder hätte er die Kastration während der Zeit in seiner Darmstädter Praxis entwickelt, so hätte er sie mit hoher Wahrscheinlichkeit nicht durchsetzen können.[373]

Tatsächlich stand Hegar, als er die Kastration vorschlug, auf dem Höhepunkt seiner Karriere. Der Ordinarius für Frauenheilkunde und Geburtshilfe war einer der führenden gynäkologischen Operateure des 19. Jahrhunderts und genoss international hohes Ansehen. Er war Mitglied in zahlreichen medizinischen Vereinigungen. Sein Lehrbuch galt als Standardwerk auf operativem Gebiet und wurde neben Deutsch in drei weiteren Sprachen aufgelegt. Neben seinem Ansehen waren es die mit seiner Stellung einhergehenden Kontakte, die es ermöglichten, auch eine umstrittene Innovation wie die Kastration bei Neurosen zu etablieren. Im Folgenden wird dieses Netzwerk untersucht und seine Bedeutung im Kastrationsdiskurs bewertet.

Die Wichtigkeit von Hegars persönlichen Verbindungen wird bereits durch eine quantitative Auswertung der Quellen sichtbar. Von den insgesamt ermittelten 268 Originalartikeln, hierzu zählen auch Vorträge auf Kongressen und Versammlungen, stammten 49 Beiträge aus der Universitätsfrauenklinik Freiburg. Zählt man hierzu die Arbeiten aus Kliniken, deren Vorstände zum „Netzwerk" Hegars gehörten, erhöht sich die Zahl auf 82 Beiträge.[374] Damit stammte knapp ein Drittel aller Artikel aus insgesamt sechs Kliniken. Diese, nach Abzug Freiburgs, fünf Krankenhäuser wurden geleitet von den Ärzten Fehling, Kaltenbach und Fritsch, die alle zu „Hegars Schule" gehörten.[375] Die restlichen Artikel können einer Vielzahl unterschiedlicher Autoren zugeordnet werden, sodass lediglich festgestellt werden kann, dass die Kastration nicht nur von einer Avantgarde durchgeführt wurde, sondern eine, wenn auch nur für kurze Zeit, allgemein etablierte Operation war. Die beiden großen medizinischen

---

[373] Zu Netzwerken in der Medizin siehe exemplarisch: Prüll (1993), S. 60-75.
[374] Insgesamt wurden für die vorliegende Arbeit 268 Originalartikel ausgewertet, bei den restlichen Primärquellen handelt es sich um Rezensionen etc.
[375] Auflistung der sechs Kliniken mit den jeweiligen Vorständen:
Freiburg (Hegar 1864-1904), Stuttgart (Fehling bis 1887), Basel (Fehling 1887-1894), Halle (Kaltenbach 1887-1893 und Fehling 1894-1901), Breslau (Fritsch 1882-1893) und Gießen (Kaltenbach 1883-1887).

Schulen im deutschen Sprachraum, Berlin und Wien, beteiligten sich ebenfalls rege an den Publikationen.[376]

Innerhalb von Hegars Netzwerk lassen sich drei Typologien von sozialen Interaktionen charakterisieren: zwischen Personen, die Hegar gleichberechtigt gegenüberstanden, vor allem waren dies die Ordinarien anderer deutschsprachiger Universitätskliniken; mit dem „Mitarbeiter-Typus", also Ärzten, die eine Zeit lang unter der Leitung Hegars tätig waren und in ihrer Forschungsarbeit durch ihn angeregt, aber durchaus selbstständig waren; sowie schließlich mit den „Schülern" Hegars, also Gynäkologen, die der nächsten Generation von Ärzten angehörten und sich in ihrer wissenschaftlichen Arbeit durch eine starke Abhängigkeit von ihrem Lehrer auszeichneten.

II. 5. 1 Hegars Position unter den deutschsprachigen Ordinarien

Hauptsächlich anhand des Briefwechsels zwischen Alfred Hegar und Wilhelm Alexander Freund wird im Folgenden ein Bild der Machtverhältnisse und bestehenden Allianzen zwischen den deutschen Klinikvorständen nachgezeichnet.[377] Hegars Vertrauter W. A. Freund war bis zu seiner Berufung auf den Lehrstuhl für Gynäkologie in Straßburg 1879 als Extraordinarius an der von Otto Spiegelberg geleiteten Universitätsfrauenklinik in Breslau tätig.[378] Spiegelberg wiederum, der Vorgänger Hegars in Freiburg gewesen war, führte zusammen mit dem Leipziger Gynäkologen Carl Sigmund Credé die Redaktion der lange Zeit wichtigsten Zeitschrift für Frauenheilkunde, des „Archivs für Gynäkologie", dem die Mehrzahl der deutschen Ordinarien als Mitherausgeber angehörte.[379] Vor allem aufgrund dieser Tätigkeit gehörte Spiegelberg zu den einflussreichsten Lehrstuhlinhabern in Deutschland.

Hegars Beziehungen zu Spiegelberg beschrieb er selbst zunächst als „eher freundschaftlich als feindlich", wohingegen Freund schon seit Spiegelbergs Berufung nach Breslau 1865 in einem gespannten Verhältnis zu seinem Klinikleiter stand.[380] Zum endgültigen Bruch zwischen Freund und Spiegelberg kam es 1872. Anlass war ein Streit über die Zusammensetzung der Redaktion des „Archivs für Gynäkologie", von der

---

[376] Mit der Ortsangabe Berlin wurden 17 Beiträge gezählt, die allerdings aus den verschiedensten medizinischen Einrichtungen wie Charité, Jüdisches Krankenhaus etc. stammten. Aus Wien konnten neun Beiträge ermittelt werden.
[377] Liste der Klinikvorstände siehe: Eulner (1970), S. 571-580.
[378] Freund wurde im Oktober 1873 zum Professor Extraordinarius ernannt.
[379] Carl Sigmund Franz Credé (1819-1892), Ordinarius in Leipzig 1856-1887.
[380] UAF, Nachlass Alfred Hegar, C123, Brief Hegar an Freund 09.09.1873.

Freund sich in zunehmendem Maße schikaniert fühlte.[381] Zudem hatte Spiegelberg verlangt, sein Extraordinarius solle die „Sprechstunde für arme Weiber" aufgeben.[382] Der dachte jedoch nicht daran, „die einzige Quelle (seines) Materials" zu verstopfen.[383] Stattdessen trat Freund aus dem Kreise der Herausgeber des Archivs aus und beschrieb Hegar sein Verhältnis zu Spiegelberg mit den Worten: „...ich bin froh, dass ich nun in keiner Weise ferner mit ihm zu schaffen habe."[384]

Damit stand Hegar zunächst zwischen dem Breslauer Lehrstuhlinhaber und dessen Extraordinarius. Während Freund ihn immer wieder für einen Bund gegen Spiegelberg gewinnen wollte, lud ihn dieser im Juni 1872 noch zu einem Sommerausflug nach Italien ein.[385] Diese Vermittlerposition behielt Hegar jedoch nur kurze Zeit. Ein Jahr später schon war die Freundschaft zwischen Spiegelberg und ihm beendet. Hegar beklagte sich, Spiegelberg wolle seine Priorität auf eine von ihm entwickelte Nahttechnik schmälern und spiele ihn gegen seinen ehemaligen Heidelberger Lehrer Simon aus.[386] Als Grund für Spiegelbergs Vorgehen vermutete Hegar, dass sie beide bald um die Neubesetzung eines wichtigen Lehrstuhles konkurrieren würden.

Als 1874 öffentlich wurde, dass die Stelle Eduard Martins in Berlin neu zu besetzen sei, hatte Spiegelberg bereits erfolgreich gegen Hegar intrigiert. Seine Chancen auf den Lehrstuhl in Berlin schätzte zumindest Freund dennoch für gering ein, da sich der einflussreiche Virchow energisch gegen Spiegelberg ausgesprochen hatte. Insgeheim hatte auch Hegar gehofft, auf den Lehrstuhl in Berlin berufen zu werden und war darin von Freund bestärkt worden. Als Martin jedoch 1875 noch im Amt verstarb, wurde überraschend Carl Schroeder zum neuen Ordinarius in der Hauptstadt berufen. Bis es so weit war, hatten sich die Spannungen zwischen Spiegelberg und Hegar jedoch zu einem Konflikt zugespitzt, der nahezu die gesamte Gynäkologenszene spaltete. Spiegelberg benutzte vor allem seine strategisch wichtige Position in dem von ihm beherrschten „Archiv für Gynäkologie", um Hegar die Publikation seiner Arbeiten zu erschweren. Hegar war, obwohl nominell noch selbst Mitherausgeber des „Archivs für Gynäkologie", gezwungen, nach neuen Veröffentlichungsmöglichkeiten Ausschau zu halten. Als Alternativen zum „Archiv für Gynäkologie" kamen nur die „Abhandlungen der geburtshülfli-

---

[381] UAF, Nachlass Alfred Hegar, C123, Brief Freund an Hegar 12.08.1872.
[382] UAF, Nachlass Alfred Hegar, C123, Brief Freund an Hegar 12.07.1872.
[383] UAF, Nachlass Alfred Hegar, C123, Brief Freund an Hegar 12.07.1872.
[384] UAF, Nachlass Alfred Hegar, C123, Brief Freund an Hegar 07.09.1872.
[385] UAF, Nachlass Alfred Hegar, C123, Brief Spiegelberg an Hegar 17.06.1872.
[386] UAF, Nachlass Alfred Hegar, C123, Brief Hegar an Freund 09.09.1873.

chen Gesellschaft in Berlin" unter der Leitung von Eduard Martin und die „Sammlung klinischer Vorträge" von Richard Volkmann infrage. Beide erschienen Hegar nicht als optimal, er unterstützte zwar die Berliner Zeitschrift, da er der Meinung war, nur so lasse sich „der grosse literarische Einfluss des Archivs (...) einigermassen in Schach" halten, andererseits hielt er Martin für „unfähig, die Sache zu leiten"[387]. Aus einem Brief, den Hegar 1874 an Freund schrieb, geht hervor, dass ihm die Veröffentlichung in der „Sammlung klinischer Vorträge" offenbar genauso verwehrt blieb wie in Spiegelbergs „Archiv für Gynäkologie". In dem Brief heißt es:

> „Früher habe ich mich geärgert, dass ich keine Aufforderung zur Teilnahme an den Vorträgen erhielt, jetzt bin ich froh, dass ich nicht unter der Gesellschaft bin. Uebrigens möchte ich sehr gerne wissen, wer mich vor jener Ehre bewahrte. Ich habe halb und halb Spiegelberg jetzt im Verdacht, obgleich ich früher noch gut mit ihm stand. Vielleicht sind auch beide, Olshausen und Spiegelberg, daran schuld. Wäre es Dir nicht möglich, etwa durch Heidenhain resp. Volkmann die Sache herauszubringen. Unsere operative Gynäkologie ist jetzt fertig gedruckt. Du erhältst in kurzer Zeit ein Exemplar und ich möchte Dich bitten, eine etwas ausführliche Kritik, etwa in der klinischen Wochenschrift zu liefern. Mit Simon bin ich ganz auseinander. Dies ist auch ein Hühnchen, welches ich mit Spiegelberg zu pflücken habe, welcher offenbar Simon verhetzt hat. Ich finde mich übrigens jetzt in sehr behaglicher Stimmung, da ich die Bande Spiegelberg, Credé, Schultze, Olshausen, (denen sich in weiterem Sinne auch Dohrn und Breisky anschliesst), offen als Feinde betrachten kann. Bis jetzt hatte ich die Verpflichtung, sie als gute Kollegen freundschaftlichst und rücksichtsvoll zu behandeln. Dafür haben sie mich im Rücken schlecht gemacht und herunter gesetzt, wo sie nur konnten. Ich bin dabei natürlich immer zu kurz gekommen und bin daher jetzt froh, dass ich keine Rücksicht mehr gegen sie zu nehmen brauche."[388]

Der Brief zeigt deutlich das gespannte Verhältnis, das zwischen Hegar und Spiegelberg bereits bestand, als Hegar und Kaltenbach 1874 die erste Auflage der operativen Gynäkologie herausbrachten. Für eine wohl gesonnene Rezension des Freiburger Buches blieb, wie sich zeigte, nur die allgemeine medizinische Presse. Im „Archiv für Gynäkologie" hatte ein junger Assistent Spiegelbergs die Besprechung des Werkes

---

[387] UAF, Nachlass Alfred Hegar, C123, Brief Hegar an Freund 27.10.1873.
[388] UAF, Nachlass Alfred Hegar, C123, Brief Hegar an Freund 28.06.1874.

übernommen. Entsprechend negativ fiel das Urteil aus. Mehr als einmal wurde den Autoren Inkompetenz in den Indikationsstellungen vorgeworfen, bevor es abschließend hieß:

"Es macht häufig den Eindruck, als ob die Verff. für einige Operationsverfahren nach passenden Krankheiten gesucht und ausser Acht gelassen hätten, dass all' unsere Technik doch blos Mittel zum Zweck ist."[389]

Für Hegar war offensichtlich, wer sich hinter dieser Beurteilung seines Lehrbuches verbarg. Aufgebracht schrieb er an Freund nach Breslau:

"Dass die Natter stechen würde, war vorauszusetzen. (...) In der Kritik liegt der ganze Spiegelberg, es ist ein wahres Portrait mit allen, selbst den steinernen Zügen."[390]

Der Rücktritt Hegars von der Mitherausgeberschaft des "Archivs für Gynäkologie" war damit endgültig besiegelt und es stellte sich nun die Frage, wie angemessen auf die Kritik Spiegelbergs zu reagieren sei. Hegar entschied sich mit einer "Antikritik" zu antworten, um die unentschlossenen Frauenärzte auf seine Seite zu bringen. Nach seiner Einschätzung war die große Menge

"vollständig ohne Urteil, und selbst unsere Kollegen, die meisten Professoren der Geburtshülfe, haben, was Gynäkologie und besonders operative G. betrifft, weder Kenntnisse noch Erfahrung genug zu einem selbstständigen Urteil. Derjenige, der am meisten schreit, imponiert ihnen und bleibt man ruhig, so glauben sie, man erkläre sich für überwunden."[391]

Als ausgesprochen schwierig entpuppte sich jedoch die Suche nach einem Herausgeber für die geplante "Antikritik". Das "Archiv für Gynäkologie" schied aus und auch an die "Abhandlungen der geburtshülflichen Gesellschaft in Berlin" wollte Hegar seinen Text nicht schicken aus Angst, der dortige Redakteur Credé könne Spiegelberg schon vorab ein Manuskript von Hegars Antwort zukommen lassen. Letztendlich entschied er sich auf Anraten Freunds, seine Antikritik als eigenes Heftchen bei dem Verleger Hirschwald erscheinen zu lassen.[392] Die Veröffentlichung wurde durch den Verlag allerdings über ein halbes Jahr herausgezögert, bevor man Hegar vorschlug, seinen Text doch direkt zusam-

---

[389] Landau, L: Buchbesprechung über „ Die Operative Gynäkologie mit Einschluss der gynäkologischen Untersuchungslehre, in: Archiv für Gynäkologie 7, 1874, S. 574-589, S. 589.
[390] UAF, Nachlass Alfred Hegar, C123, Brief Hegar an Freund 17.04.1875.
[391] UAF, Nachlass Alfred Hegar, C123, Brief Hegar an Freund 17.04.1875.
[392] Hegar, A. – Kaltenbach, R.: Erwiderung auf die im 7. Band des Archivs für Gynäkologie erschienene, von Landau unterschriebene Kritik unseres Werkes über operative Gynäkologie, Berlin 1875.

men mit einer Antwort Spiegelbergs erscheinen zu lassen. Erst da erkannte Hegar, dass die Verbindungen seines Kontrahenten bis zu Hirschwald nach Leipzig reichten und es Spiegelberg längst ermöglicht hatten, Einsicht in seine „Antikritik" zu erlangen, um sich auf eine Antwort vorzubereiten.[393]

Als Hegars Schrift schließlich erschien, konnte er immerhin erreichen, dass sich keine direkte Gegendarstellung Spiegelbergs anschloss. Dennoch war die Wirkung seiner Antwort, in einer kleinen Auflage und über ein halbes Jahr später, nicht die erhoffte. Das durch Spiegelberg verbreitete (Vor-)Urteil, mit dem sich Hegar bereits vor der Einführung der Kastration konfrontiert sah, wird aus dem folgenden Abschnitt aus einem Brief Hegars an Freund deutlich:

„Ein Assistent Breiskys, Johannowsky, war vor ca. 4 Wochen bei mir. Er kam zu günstiger Zeit, hat eine doppelseitige Ovariotomie, eine Hysterotomie, 2 Prolapsoperationen und kleinere Sachen mit angesehen. Ich hoffe, dass durch solche Gäste, welche sich stets zeitweise bei mir einstellen, die einfältigen Geschwätze über nicht indicirte Operationen, welche wohl durch die Spiegelberg'sche Kritik unter die Leute kommen, allmählich verstummen. (...) Andere haben viel weniger indicierte Eingriffe vorgenommen, welche nur in der Ausführung leichter sind, als die meinigen, im übrigen aber dieselben Gefahren bedingten, und scheuen sich doch nicht, mich als einen messerlustigen Waghals darzustellen."[394]

Die der Hegar-Operation gegenüber häufig geäußerte Kritik, sie sei zu eingreifend, zu riskant und überhaupt schlecht begründet, war also nicht nur eine Kritik an dieser speziellen Operation, sondern vielmehr an der Person Hegars selbst. Diese Kritik wiederum hatte ihren Ursprung zu einem Teil in einer machtpolitischen Auseinandersetzung zwischen Hegar und Spiegelberg um den Lehrstuhl für Gynäkologie und Geburtshilfe in Berlin. Frühe kritische Arbeiten zur Kastration stammen entsprechend häufiger von Ärzten, die Hegar ablehnend gegenüberstanden, oder kamen aus Konkurrenzfächern wie der Chirurgie (Israel) oder der Psychiatrie (Peretti).[395] Kritik in höherem Ausmaß schlug der Kastration erst ab Mitte der 1880er-Jahre entgegen. Sie wurde durch Kollegen wie Winkel

---

[393] Vgl. UAF, Nachlass Alfred Hegar, C123, Brief Hegar an Freund 18.10.1875 und 23.10.1875.
[394] UAF, Nachlass Alfred Hegar, C123, Brief Hegar an Freund 29.04.1876.
[395] Z. B. Buntzel, R.: Vier Castrationen. Aus der gynäkologischen Klinik zu Breslau, in: Archiv für Gynäkologie 16, 1880, S. 107-123. Vorstand der Breslauer Frauenklinik war bis zu seinem Tode 1881 Otto Spiegelberg.
Peretti, J.: Gynäkologische Behandlung und Geistesstörung, in: Wiener medizinische Wochenschrift 33, 1883, S. 387-388.

und die Kieler Schule, bestehend aus Litzmann, Werth und dessen Assistenten Gustav Glaevecke, geäußert.[396] Diese Gynäkologen gehörten keineswegs zu Hegars persönlichen Gegnern. Selbst die jahrelange Freundschaft zwischen Hegar und W. A. Freund drohte an diesem Punkt zu zerbrechen, als Freund 1885 „auf rationelle Indicationsstellung für alle Operationen, vor allem für die Castration" drang.[397]

Über die deutschsprachigen Ordinarien kann letztlich gesagt werden, dass jeder von ihnen eine sehr individuelle Interpretation von Hegars Arbeiten über die Kastration verfolgte. Es gab wenige, die die Operation gänzlich ablehnten. Die meisten stimmten mit seinen Arbeiten in Teilen überein. Einige waren auch radikalere Verfechter des Eingriffes als Hegar selbst. Der Prager Ordinarius für Gynäkologie, Ludwig Kleinwächter beispielsweise, bewertete die Erfolge der Kastration weitaus höher als Hegar. Eine andere Gruppe um den Berliner Lehrstuhlinhaber Schroeder verstand unter Kastration nur die ursprünglich von Hegar vorgeschlagene Entfernung gesunder Ovarien und wollte die von Hegar im Verlauf des Diskurses gemachte Einschränkung, nur bei veränderten Ovarien zu operieren, nicht gelten lassen.[398]

II. 5. 2 Mitarbeiter

Während die Ordinarien Hegars Idee ihren Vorstellungen anpassten, waren seine Mitarbeiter und noch stärker seine Schüler Garanten einer weitgehend unverfälschten Multiplikation seines Konzeptes. Je niedriger die Hierarchiestufe, desto authentischer, aber damit auch weniger originell, war die Interpretation von Hegars Arbeiten.

Der für die Kastration wichtigste Mitarbeiter Hegars war Hermann Fehling. Seine Ideen und Arbeiten waren nötig, um die Kastration weiterzuentwickeln und ihre Fortdauer bis über die Jahrhundertwende hinaus zu sichern.

Fehling war 1877 zur operativen Ausbildung in Freiburg gewesen. Seit dieser Zeit pflegte er eine gute Zusammenarbeit mit Hegar. 1887 übernahm er die Leitung der Frauenklinik in Basel, womit er Hegar auch

---

[396] Richard Werth Ordinarius an der Kieler Universitätsfrauenklinik 1885-1907.
Carl Conrad Theodor Litzmann Ordinarius an der Kieler Universitätsfrauenklinik 1849-1885.
[397] UAF, Nachlass Alfred Hegar, C123, Brief Freund an Hegar 17.10.1885.
[398] Kleinwächter, L.: Exstirpation beider Ovarien mit gleichzeitiger Hymenotomie, in: Archiv für Gynäkologie 16, 1880, S. 145-154.
Schroeder, C.: Ueber die Castration bei Neurosen, in: Berliner klinische Wochenschrift 23, 1886, S. 735-736.

räumlich näher kam.[399] Als Kaltenbach 1893 überraschend an einem Herzanfall verstarb, trat er dessen Nachfolge in Halle an und übernahm nach Freunds Emeritierung 1901 den Lehrstuhl in Straßburg. Nach Hegars Rücktritt vom Vorsitz der „Oberrheinischen Gesellschaft für Gynäkologie und Geburtshilfe" übernahm Fehling dieses Amt.[400]

Aus dem in Freiburg Gelernten entwickelte Fehling 1887 die Kastration bei Osteomalazie. Sein relevantester Beitrag zur Hegar-Operation im engeren Sinne war aber die Zusammenfassung der Indikationen.[401] Er schuf in dieser Hinsicht einfache, plakative Leitlinien, verstand aber die Neurose als eine gesonderte Anzeige zur Operation, während sein Lehrer neurotische Beschwerden als Folge der von ihm aufgeführten strukturellen Veränderungen ansah. Der vornehmliche Nutzen für die Verbreitung der Operation durch Hegar ergab sich jedoch aus der Gründung des „Centralblattes für Gynäkologie" durch Fehling und Fritsch im April 1877.[402] Mit dieser Zeitschrift hatten sowohl Hegar als auch Fehling selbst eine loyale publizistische Plattform, die die Durchsetzung der Kastration aktiv unterstützte. Die Redaktion positionierte Hegars Arbeiten zur Kastration grundsätzlich als Leitartikel. Deutlich wurde die Parteinahme des „Centralblattes für Gynäkologie" insbesondere im Streit mit Israel, als Fehling in seiner Funktion als Redakteur Israels Text sogar mit eigenen Kommentaren versah. Im Gegenzug profitierte das junge „Centralblatt für Gynäkologie" auch von Hegar als angesehenem Autor, der selbst, nachdem in der „Versammlung deutscher Gynäkologen" festgelegt worden war, dass die dort gehaltenen Vorträge regelhaft im „Archiv für Gynäkologie" abzudrucken seien, sich nicht an diese Vorgaben hielt und weiterhin im „Centralblatt für Gynäkologie" publizierte.[403]

Die Verbreitung der Kastration profitierte jedoch nicht nur von persönlichen Verbindungen, individuelle Abneigungen und Machtkämpfe innerhalb der Freiburger Fakultät blockierten auch eine Weiterentwicklung der Innovation. So hatte der Freiburger Chirurg Albert S. Schinzinger 1889 erstmals die Kastration bei prämenopausalen Mammacarcinompatientin-

---

[399] Zweifel, P.: Hermann Johannes Karl Fehling, in: Centralblatt für Gynäkologie 49/2, 1925, S. 2866-2874, S. 2866.
[400] Hegar schied 1912 aus der Gesellschaft aus.
Mayer (1955), S. 342.
[401] Fehlings stichwortartige Kurzform ist in dieser Arbeit in Kapitel II. 1 dargestellt.
Fehling, H.: Zehn Castrationen. Ein Beitrag zur Frage nach dem Werthe der Castration, in: Archiv für Gynäkologie 22, 1884, S. 441-455.
[402] Zweifel, P: Hermann Johannes Karl Fehling, in Centralblatt für Gynäkologie 49, 1925, S. 2866-2874, S. 2866.
[403] Verhandlungen der Versammlung deutscher Gynäkologen in München, in: Archiv für Gynäkologie 12, 1877, S. 349.

nen vorgeschlagen.[404] Schinzinger hatte sich jedoch mit der Freiburger Fakultät überworfen, sodass es zu keiner Zusammenarbeit mit Hegar kam.[405] Schließlich war es der englische Chirurg George Thomas Beatson, der am 15. Juni 1895 die Kastration bei Mammacarcinom, die langfristig erfolgreichste Anwendung der Operation, einführte.[406]

II. 5. 3 Schüler

Der Beitrag von Hegars Schülern zum Kastrationsdiskurs bestand darin, dass sie die arbeitsintensiven Untersuchungen durchführten, die als Belege für die Wirksamkeit der Operation dienen sollten. Ein Teil von ihnen erstellte die Fallberichte zur empirischen Untermauerung des Kastrationserfolges. Andere wie Bulius, der in verschiedenen Untersuchungen den pathologischen Charakter minimaler Ovarialveränderungen hatte nachweisen wollen, oder Hegars Schwiegersohn Wilhelm Wiedow, der sich insbesondere mit der Kastration bei Fibromen befasst hatte, schufen damit eigene Sub-Diskurse. Keinem gelang hiermit allerdings ein Karrieredurchbruch. Für Hegar bedeuteten die Arbeiten seiner Schüler durch die stete Wiederholung ähnlicher Aussagen eine Konsolidierung seiner Position im Diskursfeld.[407]

---

[404] Schinzinger, A.: Ueber carcinoma mammae, in: Verhandlungen der Deutschen Gesellschaft für Chirurgie 18, 1889, S. 28-29.
[405] Simmer lässt in seinem Text das schwierige Verhältnis zwischen Schinzinger und der Freiburger Fakultät mehrfach anklingen. Simmer (1969). Ähnliche Schlüsse lässt eine Bemerkung Hegars zu, der in einem Brief an Freund schrieb, Kaltenbach habe sich die Aussichten auf einen Lehrstuhl in Freiburg durch seine Freundschaft mit Schinzinger verscherzt. UAF, Nachlass Alfred Hegar, C123, Brief Hegar an Freund 01.10.1878.
[406] Simmer (1969), S. 230.
Da heute zahlreiche Medikamente zur Unterdrückung der Ovarialfunktion zur Verfügung stehen, ist eine operative Entfernung der Eierstöcke in den meist nicht mehr gerechtfertigt. Bei familiärem Brustkrebs werden jedoch noch prophylaktische Kastrationen durchgeführt.
[407] Vgl. Einleitung: „Macht der Diskurse".

TEIL 3

ZUSAMMENFASSUNG UND DISKUSSION

III Zusammenfassung und Diskussion

1876 erschien in Deutschland der erste Bericht über Kastrationen, die der Freiburger Gynäkologe Alfred Hegar an Frauen durchgeführt hatte, um sie in die künstliche Menopause zu versetzen. Seine ersten Patientinnen hatten an Fibromyomen des Uterus mit lebensbedrohlichen Blutungen gelitten. Da er die Fibrome selbst nicht operieren konnte, entschloss sich der Gynäkologe zu der leichteren Entfernung der Eierstöcke, in der Hoffnung, damit die Menstruationsblutungen zum Sistieren zu bringen. Sein Experiment gelang. Nicht nur die Menstruation hörte auf, Hegar konnte auch beobachten, wie die Myome mit der Zeit kleiner wurden. Außerdem schien die Operation noch andere Auswirkungen auf den weiblichen Körper und sogar das Seelenleben der operierten Frauen zu haben. Vermutet worden war dieser Zusammenhang bereits, schließlich ging man davon aus, dass die Ovarien als weiblichkeitsdefinierende Organe einen besonderen Einfluss auf das ohnehin instabile Nervensystem der Frau hätten. Der Diskurs über die Wirkungen der Operation auf die Frau und die therapeutischen Möglichkeiten, die sich daraus ergeben könnten, beschäftigten die Gynäkologie über die folgenden 25 Jahre.

Die Ausbreitung der Kastration erfolgte zunächst rasant, sodass bereits zwei Jahre nach der ersten Publikation deutschlandweit kastriert wurde. Dieser Anfangseuphorie folgte ein zäher Aushandlungsprozess über den tatsächlichen Nutzen der Operation.

Damit die Kastration möglich wurde, musste zunächst einmal ein Bewusstsein für die Eierstöcke als Krankheitsursache geschaffen werden. Erst seit der Wende vom 18. zum 19. Jahrhundert wurde den Ovarien überhaupt eine Bedeutung beigemessen. In ihrer Behandlung fand die Gynäkologie als neue Disziplin neben der Geburtshilfe einen wesentlichen Anteil ihrer Legitimation. Die Erfolge in der Ovarialchirurgie waren außerdem ein wichtiges Aushängeschild der Gynäkologen und dienten auch dazu, sich von der Chirurgie abzusetzen. Den Vorsprung in der Intraabdominalchirurgie zu erhalten oder möglichst auszubauen, erschien daher sinnvoll und mit der Kastration erweiterte sich das Einsatzgebiet für die intraabdinelle Chirurgie gleich um mehrere Indikationen.

In gewisser Weise markierte die Kastration den Höhepunkt ovarieller Definitionsmacht über Weiblichkeit. Stimmte Hegar in seinem Text „Die Castration der Frauen" von 1878 Virchows Satz „propter solum ovarium mulier est, quod est" noch uneingeschränkt zu, so musste die den Eierstöcken zugeschriebene Bedeutung für den weiblichen Organismus im Verlauf des Kastrationsdiskurses erheblich eingeschränkt werden.[408] Wenngleich die Ovarien auch in den Hormontheorien eine entscheidende Rolle spielten, so betrachtete man ihren Einfluss auf die Frau doch fortan als weniger allumfassend. Deutlich wurde dies bereits 1885, als Hegar schrieb:

> „Der Spruch: 'Propter solum ovarium mulier est, quod est' ist (...) hinfällig geworden".[409]

Weitere Voraussetzungen, die den Kastrationsdiskurs ermöglichten, waren die mit der Verbreitung der Reflexlehre verbundenen organisch ausgerichteten Erklärungsmuster für seelische Erkrankungen. Verstärkt wurde diese Tendenz zur somatischen Krankheitszuschreibung durch ein Frauenbild, das davon ausging, dass bei der Frau die intellektuellen Anlagen weniger ausgeprägt seien als beim Mann und dass Frauen daher in ihrem Seelenleben stärker durch körperliche Phänomene und Instinkte beeinflusst würden. In den 1890er-Jahren verlor die morphologisch-strukturell ausgerichtete Reflexlehre weitgehend ihre Bedeutung. Die Kastration bei Osteomalazie war von diesem Paradigmenwechsel weniger beeinträchtigt, weil ihre Wirkung sehr früh durch chemische Prozesse erklärt worden war. Bei der Hysterie hingegen war mit dem Bedeutungsverlust der Reflextheorien die Grundlage einer gemeinsamen Krankheitsvorstellung von Gynäkologie und Psychiatrie verloren gegangen. Die sich in der Psychiatrie entwickelnde psychogene Erklärung der Krankheitsursache vertrug sich nicht länger mit einer gynäkologischen Lokalbehandlung. Zwar hatte sich die von vielen Autoren als fruchtbarer Nährboden für seelische Dysfunktionen wie die Hysterie beschriebene Rolle der bürgerlichen Frau auch um die Jahrhundertwende nicht wesentlich verändert, die Hysterie wurde jedoch zunehmend auch bei Männern diagnostiziert, womit sich die Therapiehoheit zusätzlich in Richtung Psychiatrie verschob.

Bis in die 1880er-Jahre hinein war die Gynäkologie ein fast ausschließlich operatives Fach. Gegen Ende des Jahrhunderts eröffneten sich für die Frauenheilkunde neue Aufgabenfelder, die das Interesse an der gesamten chirurgischen Tätigkeit zumindest teilweise zurückdrängten. Im verbleibenden operativen Sektor stellten zunehmend die schwierigeren Uterusoperationen eine neue Herausforderung dar. Diese Entwicklung der Gynäkologie zu mehr als nur einem chirurgischen Fach spiegelt sich auch in Hegars beruflicher Biografie wider. Bereits in den

---

[408] Hegar, A.: Die Castration der Frauen, in: Sammlung klinischer Vorträge, hrsg. v. Richard Volkmann, Gynäkologie No. 42, Leipzig 1878, S. 925-1068, S. 925.
[409] Hegar, A.: Der Zusammenhang der Geschlechtskrankheiten mit nervösen Leiden und die Castration bei Neurosen, Stuttgart 1885, S. 4.

1880er-Jahren war er auf die Bakteriologie eingeschwenkt und galt unter den Gynäkologen als Vorreiter auf dem Gebiet der Eugenik.[410]

Es konnte nachgewiesen werden, dass die Kastrationstherapie überwiegend und bewusst bei Frauen aus niederen sozialen Schichten durchgeführt wurde. Dieses Krankenkollektiv wurde der akademischen Medizin erst durch Einrichtung öffentlicher Kliniken und der Krankenversicherungen zugänglich. Gerade auf diese Schicht bezog sich jedoch auch eine, im Rahmen der sozialen Frage geführte, demografische Diskussion.[411] Die Angst vor Übervölkerung beeinflusste den Diskurs um die Kastration günstig. Anders als im auf Bevölkerungswachstum ausgelegten Amerika bestanden in Deutschland lange Zeit keine Vorbehalte gegen die Unfruchtbarmachung der Patientinnen. Um 1900 vollzog sich im bevölkerungspolitischen Diskurs jedoch eine Kehrtwendung insoweit, als im Sinne nationaler und rassischer Interessen für einen Anstieg der Bevölkerungszahlen argumentiert wurde. Die Lösung sozialer Probleme wurde nicht mehr von einer Beschränkung der Kinderzahl, sondern von sozialhygienischen Maßnahmen wie Einrichtungen für ledige Mütter etc. erwartet.

In Bezug auf die Person Alfred Hegar erweist sich, dass er als Kristallisationsfigur den Diskurs bis Mitte der 1880er-Jahre bündelte und prägte. Sein um 1885 versiegendes Interesse an der Kastration und an der operativen Tätigkeit überhaupt kann zweifelsohne als einer der Hauptgründe für das rasche Absinken der Operations- und Publikationszahlen der Kastration bei Neurosen und Fibromyomen angesehen werden. Die Kastration bei Osteomalazie, hauptsächlich propagiert von Hegars früherem Schüler Fehling, blieb davon unbeeinträchtigt. Hinzu kam, dass Hegar auf einem morphologischen Wirknachweis beharrte und den Effekt der Kastration weiterhin durch eine nervale Genese erklärte. Er verpasste es damit, seine Arbeit anschlussfähig zu machen für die auf chemischen Experimenten basierenden, in den Jahren nach 1890 aufkommenden Hormontheorien.

---

[410] Schüle, H.: Über die Frage des Heiratens von frühen Geisteskranken. II., in: Archiv für Rassen- und Gesellschaftsbiologie 2, 1905, S. 597-600, S. 598.
[411] Vgl. Lamott (2001), S. 25-26.

Anhang

Ungedruckte Quellen

Universitätsarchiv Freiburg (UAF) Nachlass Alfred Hegar C 123
Stadtarchiv Freiburg (StadtAF), C3/505/2
Stadtarchiv Freiburg (StadtAF), H 15769
Stadtarchiv Freiburg (StadtAF), H 15925

Gedruckte Quellen

Alberts, O. (1879) Zur Operationstechnik bei Laparotomie nebst eines casuistischen Beitrags zur Castration der Frauen, Archiv für Gynäkologie 14: 416-421

Alg (1888) Vortrag gehalten vor der Geburtshilflichen Gesellschaft zu Hamburg, Centralblatt für Gynäkologie 12: 266

Alterthum, E. (1899) Die Folgezustände nach der Kastration und die sekundären Geschlechtsmerkmale, Beiträge zur Geburtshilfe und Gynäkologie 2: 13-32

Amann, O. (1874) Ueber den Einfluss der weiblichen Geschlechtskrankheiten auf das Nervensystem mit besonderer Berücksichtigung des Wesens und der Erscheinungen der Hysterie, 2. Auflage Enke, Erlangen

Anonym (1879) Art. »Hysterie«, in: Meyers Konversationslexikon, 5. Auflage Bibliographisches Institut, Leipzig 1893-1900

Anonym: Zur Castration der Frauen, Berliner klinische Wochenschrift 16: 617

Anonym (1880) Ueber die Resultate von 15 Kastrationsfällen, Wiener medizinische Wochenschrift 30: 1212

Anonym (1881) Notes, Comments, and answers to correspondents. Is there a "field" for Battey's Operation?, The Lancet 118: 1115

Anonym (1881) Gynäkologische Gesellschaft zu Dresden. Original-Bericht, Centralblatt für Gynäkologie 5: 245

Anonym (1883) Sitzungsbericht der Gesellschaft für Geburtshülfe und Gynaekologie zu Berlin am 08.12.1882, Berliner klinische Wochenschrift 20: 621

Anonym (1886) Bericht über Hegars Äußerungen bei den Verhandlungen der gynäkologischen Section der 59. Versammlung deutscher Naturforscher und Aerzte in Berlin 1886, Archiv für Gynäkologie 29: 335

Aveling (1879) Das »Verschneiden« der Frauen (Historisch-philologische Notiz), Centralblatt für Gynäkologie 3: 217

Averbeck (1887) Die akute Neurasthenie, Wiener medizinische Wochenschrift 37: 138

Bab, H. (1911) Die Behandlung der Osteomalacie mit Hypophysenextrakt, Münchner medicinische Wochenschrift 65: 1814-1817

Battey, R. (1877) Exstirpation of the functionally active ovaries for the remedy of otherwise incurable diseases, Transactions of the American Gynæcological Society 1: 101-120

Battey, R. (1879) Giebt es ein Feld für Battey's Operation, Centralblatt für Gynäkologie 3: 9-10

Battey, R. (1879) Post partum Atresie des ganzen Gebärmutter-Scheidenkanals. Suppressio mensium mit qualvollen Schmerzen. Kastration Heilung, Wiener medizinische Wochenschrift 29: 990

Battey, R. (1879) Zur Castration der Frauen, Berliner klinische Wochenschrift 16: 617

Battey, R. (1880) Ueber die Resultate von 15 Kastrationsfällen, Wiener medizinische Wochenschrift 30: 1212

Battey, R. (1881) Welches ist das eigentliche Feld für Battey's Operation, Centralblatt für Gynäkologie 5: 88

Battey, R. (1888) Battey's Operation und ihre natürlichen Resultate, Centralblatt für Gynäkologie 12: 174

Battey, R. (1888) Die Endresultate der Battey'schen Operation, Centralblatt für Gynäkologie 12: 431

Bebel, A. (1977) Die Frau und der Sozialismus. 2. Nachdruck der Jubiläumsausgabe von 1929 (Erstausgabe 1879)Verlag Marxistische Blätter, Berlin

Beigel, H. (1874) Die Krankheiten des weiblichen Geschlechtes Bd. 1, Enke, Stuttgart

Beigel, H. (1875) Die Krankheiten des weiblichen Geschlechtes Bd. 2, Enke, Stuttgart

Beigel, H. (1875) Die Krankheiten des weiblichen Geschlechts vom klinischen, pathologischen und therapeutischen Standpunkt, Aerztliches Intelligenz-Blatt 22: 75

Beigel, H. (1876) Die Krankheiten des weiblichen Geschlechtes, Wiener medizinische Wochenschrift 26: 132

Beigel, H. (1877) Spencer Wells' neue Reihe von dreihundert Ovariotomien, Wiener medizinische Wochenschrift 27: 375-377

Beigel, H. (1878) Ueber die Exstirpation der Ovarien als therapeutisches Mittel, Wiener medizinische Wochenschrift 28: 162-163; 186-187

Berger, F. (1877) Zur Therapie der Neurosen, Wiener medizinische Wochenschrift 27: 279-280

Berger, F. (1898) Sehstörung nach einer Hysterektomie, Centralblatt für Gynäkologie 22: 294

Bernhart (1897) Ein Beitrag zur Osteomalaciefrage, Münchner medicinische Wochenschrift 44: 390

Bernstein (1898) Die Oophorinbehandlung bei Osteomalacie, Münchner medicinische Wochenschrift 45: 427-428

Bleuer-Rheinau (1893) Zur Aetiologie und Therapie der nicht-puerperalen Osteomalacie, Münchner medicinische Wochenschrift 40: 277-280

Bloch, I. (1909) Das Sexualleben unserer Zeit, Marcus-Verlag, Berlin

Borakowsky (1888) Ein Fall von Kastration bei Hystero-Epilepsie, Centralblatt für Gynäkologie 12: 62-63

Börner, E. (1878) Ueber die Kastration der Frauen als therapeutisches Moment, Wiener medizinische Wochenschrift 28: 1247-1250; 1273-1277; 1297-1300; 1318-1322

Börner, E. (1879) Ueber die Castration der Frauen als therapeutisches Moment, Centralblatt für Gynäkologie 3: 128

Börner, E. (1885) Der Zusammenhang der Geschlechtskrankheiten mit nervösen Leiden und die Kastration bei Neurosen, Wiener medizinische Wochenschrift 35: 274

Börner, E. (1886) Wechseljahre der Frau; Münchner medicinische Wochenschrift 33: 861

Böttiger (1898) Über Neurasthenie und Hysterie und die Beziehung beider Krankheiten zueinander, Centralblatt für Gynäkologie 22: 670

Braithwaite (1898) Dysmenorrhoe mit Epilepsie geheilt durch Dilatation der Cervix, Centralblatt für Gynäkologie 22: 294

Brown-Sequard, C.-E. (1889) Expérience démontrant la puissance dynamogénique chez l'homme d'un liquide extrait de testicule d'animaux, Archives de physiologie normale et pathologique 5, sér. 1 : 651-658

Bulius, G. (1889) Die kleincystische Degeneration des Eierstockes. Vortrag gehalten auf der dritten Versammlung der Deutschen Gesellschaft für Gynäkologie in Freiburg 1889, Archiv für Gynäkologie 35: 533-534

Bulius, G. (1889) Die kleincystische Degeneration des Eierstocks, Berliner klinische Wochenschrift 26: 685

Bulius, G. (1889) Ueber die kleincystische Degeneration des Eierstocks. Vortrag gehalten auf dem Kongress der Deutschen Gesellschaft für Gynäkologie 12.-14. Juni 1889, Münchner medicinische Wochenschrift 36: 455

Bulius, G. (1891) Verhalten des Eierstocks bei Fibroma uteri, Münchner medicinische Wochenschrift 38: 426

Bulius, G. (1892) Der Eierstock bei Fibromyoma uteri, Verhandlungen der Deutschen Gesellschaft für Gynäkologie 4: 270-276

Bulius, G. (1898) Osteomalacie und Eierstock, Beiträge zur Geburtshilfe und Gynäkologie 1: 138-166

Buntzel, R. (1880) Vier Castrationen. Aus der gynäkologischen Klinik zu Breslau, Archiv für Gynäkologie 16: 107-123

Burkart, R. (1884) Zur Behandlung schwerer Formen von Hysterie und Neurasthenie, Centralblatt für Gynäkologie 8: 753-754

Burkart, R. (1888) Zur Behandlung der Hysterie und Neurasthenie, Centralblatt für Gynäkologie 12: 137-138

Bussche-Hassenhausen (1895) Die in den Jahren 1890-1894 in der Frauenklinik zu Göttingen operierten Fälle von Osteomalacie, Archiv für Gynäkologie 49: 100-123

Charcot, J. (1877) Klinische Vorträge über Krankheiten des Nervensystems, Wiener medizinische Wochenschrift 27: 398

Charcot, J. (1888) Hysterie und Syphilis. Über den Einfluss einer vorhergehenden Krankheit oder Intoxikation auf den Modus der Lokalisation und auf die Form der hysterischen Anfälle (Resumé von Gilles de la Tourette), Centralblatt für Gynäkologie 12: 547-549

Clark, D. (1898) Über Reflexe, Centralblatt für Gynäkologie 22: 293

Cohn, E. (1888) Demonstration von Präparaten, Centralblatt für Gynäkologie 12: 793

Cohn, E. (1889) Demonstration von zwei kleincystisch degenerierten Ovarien, Berliner klinische Wochenschrift 26: 553

Cohn, E. (1899) Ueber die Dauererfolge vollständiger oder theilweiser Entfernung der Gebärmutteranhänge, Archiv für Gynäkologie 59: 24-48

Cohnstein, I. (1895) Grundriss der Gynäkologie, Enke, Stuttgart 1876

Curatulo, E. - Tarulli, L. (1895) Ueber den Einfluss der Abtragung der Eierstöcke auf den Stoffwechsel I, Therapeutische Wochenschrift 22: 451-454

Curàtulo, E. - Tarulli, L. (1895) Einfluss der Abtragung der Eierstöcke auf den Stoffwechsel II, Centralblatt für Gynäkologie 19: 555-557

Delagéniere - du Mans (1894) Totale abdominelle Castration bei septischen Affectionen des Uterus und der Adnexe, Münchner medicinische Wochenschrift 41: 922

Destot (1898) Eigenthümliche Nervenstörung einer Frau, Centralblatt für Gynäkologie 22: 293

Diehl (1886) Weir Mitchell: Die Behandlung gewisser Formen der Neurasthenie und Hysterie, Münchner medicinische Wochenschrift 33: 899

Döderlein, A. (1889) Referat über Fehlings Jahresbericht: Über die Fortschritte auf dem Gebiete der Geburtshilfe und Gynäkologie, Zeitschrift für Geburtshilfe und Gynäkologie 2: 531-532

Döderlein, A. (1904) Demonstration von Ovarien einer osteomalazischen Patientin, Münchner medicinische Wochenschrift 51: 672

Donat, J. - Fehling, H. (1888) Ueber Castration bei Osteomalakie, Archiv für Gynäkologie 32: 506-507

Donat, J. (1895) Die Castration bei Osteomalacie, Monatsschrift für Geburtshülfe und Gynäkologie 1: 168-175

Dorn (1879) 25 Ovariotomien, Centralblatt für Gynäkologie 3: 8

Dreschfeld (1887) Hysterie bei Männern nach Trauma, Wiener medizinische Wochenschrift 37: 17

Düvelius (1889) Demonstration von Präparaten, Zeitschrift für Geburtshülfe und Gynäkologie 16: 402

Eichholz (1892) Ein Fall von schwerer Hysterie geheilt durch Kastration, Der Frauenarzt 7: 471-477

Eisenhart, H. (1892) Ueber Wesen und Aetiologie der puerperalen Osteomalacie, Münchner medicinische Wochenschrift 39: 153

Eisenhart, H. (1892) Beiträge zur Aetiologie der puerperalen Osteomalacie, Deutsches Archiv für klinische Medizin 49: 156-205

Ekstein, E. (1896) Ueber den Einfluss der Castration auf die Osteomalacie, Prager medinicinische Wochenschrift 21: 5-6; 15-16; 41-42; 63-64; 95-96

Engelhardt (1886) Zur Genese der nervösen Symptomencomplexe bei anatomischen Veränderungen in den Sexualorganen, Münchner medicinische Wochenschrift 33: 885

Eulenburg, A. (1888) Real-Encyclopädie der gesamten Heilkunde, Urban & Schwarzenberg, Wien/Leipzig

Falk, O. (1899) Ein Beitrag zur Kenntnis des Stoffwechsels nach Entfernung der Ovarien, Archiv für Gynäkologie 58: 565-578

Fehling, H. - Hegar, A. (1879) Demonstration von Lehrmitteln und Operirten, Centralblatt für Gynäkologie 3: 481-483

Fehling, H. (1879) Bericht über die Verhandlung der gynäkologischen Section der Naturforscherversammlung zu Baden-Baden: Hegar, A.: Demonstration von Lehrmitteln und Operirten, Centralblatt für Gynäkologie 3: 481-484

Fehling, H. (1881) Zur Casuistik des Intermenstrualschmerzes zugleich als Beitrag zur Casuistik der Castration, Archiv für Gynäkologie 17: 338-350

Fehling, H. (1882) Ein Kaiserschnitt nach Porro bei Osteomalacie mit günstigem Ausgange, Archiv für Gynäkologie 20: 399-408

Fehling, H. (1884) Zehn Castrationen. Ein Beitrag zur Frage nach dem Werthe der Castration, Archiv für Gynäkologie 22: 441-455

Fehling, H. (1887) Beiträge zur operativen Behandlung der Uterus-Myome, Medizinisches Correspondenz-Blatt des Württembergischen ärztlichen Landesvereins 57: 19-23

Fehling, H. (1888) Über Kastration bei Osteomalacie, Centralblatt für Gynäkologie 12: 427

Fehling, H. (1888) Ueber Castration bei Osteomalakie. Vortrag gehalten auf der 2. Versammlung deutscher Gynäkologen in Halle. Mai 1888, Archiv für Gynäkologie 32: 506-507

Fehling, H. (1890) Ueber Wesen und Behandlung der Osteomalcie, Münchner medicinische Wochenschrift 37: 646-647

Fehling, H. (1890) Diskussionsbeitrag zum Vortrag von Kehrer, Archiv für Gynäkologie 36: 531-533

Fehling, H. (1890) Über Wesen und Behandlung der puerperalen Osteomalacie. Bericht über die Verhandlung der VIII. Abteilung des X. Internationalen Medizinischen Kongresses zu Berlin, Centralblatt für Gynäkologie 14: 8-16 der Beilage

Fehling, H. (1890) Zur Frage der Therapie bei Osteomalacie, Centralblatt für Gynäkologie 14: 73-74

Fehling, H. (1890) Vorstellung einer osteomalacischen, durch Kastration geheilten Kranken, Verhandlungen der Deutschen Gesellschaft für Gynäkologie 3: 125-126

Fehling, H. (1891) Ueber Wesen und Behandlung der puerperalen Osteomalakie, Archiv für Gynäkologie 39: 171-196

Felsenreich (1892) Zur Frage der Castration bei Osteomalacie, Allgemeine Wiener medizinische Zeitung 37: 347-348

Fehling, H. (1894) Ueber Osteomalacie, Münchner medicinische Wochenschrift 41: 401

Fehling, H. (1894) Ueber Osteomalacie. Nach einem Vortrag gehalten vor der Gesellschaft für Geburtshülfe und Gynäkologie zu Berlin, Zeitschrift für Geburtshülfe und Gynäkologie 30: 471-476

Fehling, H. (1895) Weitere Beiträge zur Lehre von der Osteomalakie, Archiv für Gynäkologie 48: 472-498

Fehling, H. (1898) Zur Castration bei Myomen, Centralblatt für Gynäkologie 22: 1118

Fewson (1898) Ein Beitrag zur Behandlung der Osteomalacie, Monatsschrift für Geburtshülfe und Gynäkologie 8: 21-30

Flatau, S. (1897) Ein Fall schwerer, durch Castration geheilter Osteomalacie, Münchner medicinische Wochenschrift 44: 175-176

Freud, S. (1886) Männliche Hysterie, Münchner medicinische Wochenschrift 33: 885-886

Friedreich (1832) Pathologische Bemerkungen und Erfahrungen über die durch Abnormitäten der weiblichen Sexualsphäre begründeten Bedingungen zum psychischen Erkranken, Deutsche Zeitschrift für Geburtskunde 7: 445-465

Fürst, C. (1887) Die Behandlung gewisser Formen von Neurasthenie und Hysterie. Von S. Weir Mitchell, Wiener medizinische Wochenschrift 37: 201

Gelderblom, C. A. (1894) Die Walchersche Hängelage und ihre praktische Bedeutung bei geburtshülflichen Operationen, Diss. med. Freiburg

Glaevecke, L. (1889) Körperliche und geistige Veränderungen im weiblichen Körper nach künstlichem Verluste der Ovarien einerseits und des Uterus andererseits, Archiv für Gynäkologie 35: 1-88

Glaevecke, L. (1889) Körperliche und geistige Veränderungen im weiblichen Körper nach künstlichem Verluste der Ovarien einerseits und des Uterus andererseits, Berliner klinische Wochenschrift 26: 1003-1004

Glaeveke, L. (1890) Körperliche und geistige Veränderungen im weiblichen Körper nach künstlichem Verluste der Ovarien einerseits und des Uterus andererseits, Centralblatt für Gynäkologie 14: 148

Gnauck (1887) Über den Einfluss gynäkologischer Operationen auf Neurosen, Diskussion zum Vortrag gehalten auf der Sitzung der Gesellschaft für Geburtshilfe und Gynäkologie am 11. Juni 1887, Centralblatt für Gynäkologie 11: 462

Goldenberg (1886) Über Kastration bei kavernösen Myofibromen des Uterus, Centralblatt für Gynäkologie 10: 257

Goltz, F. L. (1874) Über den Einfluß des Nervensystems und die Vorgänge während der Schwangerschaft und des Gebäraktes, Archiv der gesamten Physiologie 9: 552-565

Goodell, W. (1879) Ein Fall von Castration wegen Uterusfibroid, Centralblatt für Gynäkologie 3: 228-229

Gottschalk, S. (1897) Ueber die Castrationsatrophie der Gebärmutter, Archiv für Gynäkologie 53: 309-320

Grandin, E. (1898) Gewisse Ursachen für Neurosen bei Weibern, Centralblatt für Gynäkologie 22: 669-700

Gusserow, A. (1878) Die Neubildung des Uterus, in: Handbuch der Frauenkrankheiten Bd. 1, hrsg. v. Billroth, T., Enke, Stuttgart

Hall (1901) Die gynäkologische Behandlung Geisteskranker, Centralblatt für Gynäkologie 25: 239-240

Harajewicz (1893) Ein Fall von puerperaler Knochenerweichung durch Castration geheilt, Wiener medizinische Wochenschrift 43: 1057-1061

Hegar, A. (1852) Ueber die Ausscheidung der Chlorverbindungen durch den Harn, Diss. med., Gießen

Hegar, A. – Kaltenbach, R. (1874) Operative Gynäkologie mit Einschluß der gynäkologischen Untersuchungslehre, 1. Auflage Enke, Stuttgart

Hegar, A. – Kaltenbach, R. (1875) Erwiderung auf die im 7. Band des Archivs für Gynäkologie erschienene, von Landau unterschriebene Kritik unseres Werkes über operative Gynäkologie, Hirschwald, Berlin

Hegar, A. (1877) Zur Ovariotomie, Centralblatt für Gynäkologie 1: 44-45

Hegar, A. – Hecker, K. – Credé, C. (1877) Einladung zur Gründung einer Gynäkologischen Gesellschaft, Archiv für Gynäkologie 12: 167-168

Hegar, A. (1877) Ueber Exstirpation normaler Ovarien. Vortrag gehalten auf der Versammlung deutscher Gynäkologen in München 16. 09. 1877, Archiv für Gynäkologie 12: 316-318

Hegar, A. (1877) Zur Exstirpation normaler Eierstöcke bei Fibromyomen des Uterus, Centralblatt für Gynäkologie 1: 73-75

Hegar, A. (1877) Ueber die Exstirpation normaler und nicht zu umfänglichen Tumoren degenerierter Eierstöcke I. Die Bedeutung des Eierstocks für den Organismus., Centralblatt für Gynäkologie 1: 297-307

Hegar, A. (1877) Der antizipierte Klimax durch Exstirpation der Ovarien bei Fibromyomen des Uterus, Wiener medizinische Wochenschrift 27: 685

Hegar, A. (1877) Exstirpation des Uterus und der Eierstöcke durch Laparotomie, Wiener medizinische Presse: 449-452; 481-486; 513-516; 548-550

Hegar, A. (1877) Exstirpation des Uterus und der Eierstöcke durch Laparotomie, Centralblatt für Gynäkologie 1: 107-108

Hegar, A. (1877) Zur Exstirpation normaler Eierstöcke bei Fibromyomen des Uterus, Centralblatt für Gynäkologie 1: 73-75

Hegar, A. (1878) Zur Exstirpation normaler und nicht zu umfänglichen Geschwülste entarteter Eierstöcke, Centralblatt für Gynäkologie 2: 349

Hegar, A. (1878) Ueber die Exstirpation normaler und nicht zu umfänglichen Tumoren degenerierter Eierstöcke II. Die Operation., Centralblatt für Gynäkologie 2: 25-39

Hegar, A. (1878) Exstirpation normaler und nicht zu umfänglichen Geschwülsten entarteter Eierstöcke, Wiener medizinische Wochenschrift 28: 377-380

Hegar, A. (1878) Die Castration der Frauen, in: Sammlung klinischer Vorträge, hrsg. v. Richard Volkmann, Gynäkologie No. 42, Hirschwald, Leipzig

Hegar, A. (1878) Die Kastration der Frauen, Centralblatt für Gynäkologie 2: 291-294

Hegar, A. (1879) Über Kastration, Centralblatt für Gynäkologie 3: 529-539

Hegar, A. (1879) Vortrag über 42 Kastrationen, Allgemeine Wiener Medizinische Zeitung 24: 44-45

Hegar, A. (1880) Zur Kastration bei Hysterie, Centralblatt für Gynäkologie 4: 379-380

Hegar, A. (1880) Zur Israel'schen Scheincastration, Berliner klinische Wochenschrift 17: 681-683

Hegar, A. (1880) Demonstration von Lehrmitteln und Operirten, Archiv für Gynäkologie 15: 250-254

Hegar, A. (1880) Zur Castration bei Hysterie, Berliner klinische Wochenschrift 17: 365-367

Hegar, A. – Kaltenbach, R. (1881) Operative Gynäkologie mit Einschluß der gynäkologischen Untersuchungslehre, 2. Auflage Enke, Stuttgart

Hegar, A. (1881) Zur Israel'schen Scheinkastration, Centralblatt für Gynäkologie 5: 23

Hegar, A. – Kaltenbach, R. (1882) Operative Gynäkologie, Aerztliches Intelligenz-Blatt 29: 39

Hegar, A. (1882) Ignaz Semmelweis. Sein Leben und seine Lehre, Mohr, Freiburg

Hegar, A. (1883) Mittheilungen über Menstruation, Centralblatt für Gynäkologie 7: 687

Hegar, A. (1884) Kastration als Mittel gegen nervöse und psychische Leiden. Vortrag auf dem VIII. Internationalen medicinischen Kongress zu Kopenhagen, August 1884, Centralblatt für Gynäkologie 8: 593

Hegar, A. (1884) Bemerkungen zur Menstruation, Archiv für Gynäkologie 22: 143-145

Hegar, A. (1884) Die Rückenmarksdehnung, Centralblatt für Gynäkologie 8: 423-424

Hegar, A. (1885) Der Zusammenhang der Geschlechtskrankheiten mit nervösen Leiden und die Castration bei Neurosen, Enke, Stuttgart

Hegar, A. (1885) Der Zusammenhang der Geschlechtskrankheiten mit nervösen Leiden und die Castration bei Neurosen, Aerztliches Intelligenz-Blatt 32: 338

Hegar, A. (1885) Der Zusammenhang der Geschlechtskrankheiten mit nervösen Leiden und die Kastration bei Neurosen, Wiener medizinische Wochenschrift 35: 273-275

Hegar, A. – Kaltenbach, R. (1885) Operative Gynäkologie mit Einschluß der gynäkologischen Untersuchungslehre, Übersetzung der 2. deutschen Auflage unter dem Titel Traité de gynécologie opérativeavec l'exposé des procédés d'exploration en gynécologie, Paris

Hegar, A. (1885) Über einige Folgezustände hochgradiger Erschlaffung der Beckenbauchwand, Centralblatt für Gynäkologie 9: 86-87

Hegar, A. – Kaltenbach, R. (1886) Operative Gynäkologie mit Einschluß der gynäkologischen Untersuchungslehre, 3. Auflage Enke, Stuttgart

Hegar, A. – Kaltenbach, R. (1886) Operative Gynäkologie, Münchner medicinische Wochenschrift 33: 534

Hegar, A. (1886) Castration in mental and nervous diseases. A Symposium, American Journal of Medical Science 92: 471-483

Hegar, A. (1886) Die Entstehung, Diagnose und chirurgische Behandlung der Genitaltuberkulose des Weibes, Enke, Stuttgart

Hegar, A. (1886) Die Genitaltuberkulose des Weibes, Hirschwald, Berlin

Hegar, A. – Kaltenbach, R. (1887) Operative Gynäkologie mit Einschluß der gynäkologischen Untersuchungslehre, Übersetzung der 3. deutschen Auflage ins Amerikanische, in: Cyclopaedia of obstetrics and gynecology Vol. VII unter dem Titel: A handbook of general an operative gynecology, New York

Hegar, A. (1887) Die Genitaltuberkulose des Weibes, Centralblatt für Gynäkologie 11: 70-72

Hegar, A. (1887) Castration af Kvinden, Biblioth. f. Laeger, Kopenhagen 1887.

Hegar, A.: Zur Begriffsbestimmung der Kastration, Centralblatt für Gynäkologie 11: 698-704

Hegar, A. (1889) Eröffnung der 3. Versammlung der deutschen Gesellschaft für Gynäkologie in Freiburg Juni 1889, Archiv für Gynäkologie 35: 488-489

Hegar, A. (1889) Zur Entstehung und Verhütung der Frauenkrankheiten, Centralblatt für Gynäkologie 13: 465

Hegar, A. (1889) Zur puerperalen Infektion und zu den Zielen unserer modernen Geburtshilfe, in: Sammlung klinischer Vorträge, hrsg. v. Richard Volkmann, Gynäkologie No. 101, Hirschwald, Leipzig , S. 2537-2554

Hegar, A. (1894) Der Geschlechtstrieb, eine sozialmedizinische Studie, Enke, Stuttgart

Hegar, A. (1895) Der Geschlechtstrieb, Centralblatt für Gynäkologie 19: 286-288

Hegar, A. (1896) Brüste und Stillen, Deutsche medicinische Wochenschrift 22: 539-541

Hegar, A. – Kaltenbach, R. (1897) Operative Gynäkologie mit Einschluß der gynäkologischen Untersuchungslehre, hrsg. v. Hegar, A – Wiedow, W. – Sonntag, E. – Bulius, G., 4. Auflage Enke, Stuttgart

Hegar, A. (1900) Die beste Vorbeugung gegen Krankheiten und Gebrechen, Deutsche Revue 25: 84-92

Hegar, A. (1905) Die Verkümmerung der Brustdrüse und die Stillungsnot, Archiv für Rassen- und Gesellschaftsbiologie 2: 830-844

Hegar, A. (1907) Die operative Ära der Geburtshilfe, Beiträge zur Geburtshilfe und Gynäkologie 12: 194-227

Hegar, A. (1911) Die Wiederkehr des Gleichen und die Vervollkommnung des Menschengeschlechts, Archiv für Rassen- und Gesellschaftsbiologie 8: 72-85

Hegar, A. (1911) Ererbt oder erworben, Umschau 15: 527-529

Hegar, A. (1913) Bericht über die Angelegenheit Niebergall, Beiträge zur Geburtshilfe und Gynäkologie 18: 152

Hegar, A. (1913) Die Angelegenheit Niebergall, Beiträge zur Geburtshilfe und Gynäkologie 18: 425

Hegar, A. (1913) Der fahrlässige Abort, Beiträge zur Geburtshilfe und Gynäkologie 18: 307

Hegar, A. (1914) Zur chinesischen, deutschen und amerikanischen Kriminalistik. Der Kampf gegen Minderwertigkeit und Verbrechen, Bergmann, Wiesbaden

Hegar, August (1901) Zur Frage der so genannten Menstrualpsychosen. Ein Beitrag zur Lehre der physiologischen Wellenbewegungen beim Weibe, Allgemeine Zeitschrift für Psychiatrie und psychisch-gerichtliche Medicin 88: 357-389

Hegar, August (1913) Beitrag zur Frage der Sterilisation aus rassenhygienischen Gründen, Münchner medicinische Wochenschrift 69: 243-247

Heilbrun, B. (1883) Ein Fall von hochgradiger Hysterie durch Castration geheilt, Centralblatt für Gynäkologie 7: 600-604

Heitzmann, J. (1893) Zur Therapie der Osteomalcie, Allgemeine Wiener Medizinische Zeitung 38: 587-589

Hermes (1895) Ueber die Erfolge der Castration bei Myomen, Archiv für Gynäkologie 48: 102-130

Hewitt, G. (1881) Ueber die Ursache der Hysterie und Hysteroepilepsie, Aerztliches Intelligenz-Blatt 28: 457

Heymann (1901) Über die Beziehung der Nase zu den weiblichen Geschlechtsorganen, in: Centralblatt für Gynäkologie 25: 1319-1320

Hildebrandt (1880) Zur Castration der Frauen, Deutsche medicinische Wochenschrift 6: 104-105

Hinze (1884) Beitrag zur Behandlung der Hysterie, Centralblatt für Gynäkologie 8: 124

Hoennicke, E. (1904) Zur Theorie der Osteomalacie. Zugleich zur Lehre von den Krankheiten der Schilddrüse, Berliner klinische Wochenschrift 41: 1154-1156

Hoffa, A. (1889) Die Castration bei Osteomalacie, Beiträge zur Geburtshülfe und Gynäkologie 1: 73-84.

Hofmeier, M. (1891) Beschaffenheit der Ovarien bei Myomen und Wirkung der Castration, Münchner medicinische Wochenschrift 38: 426

Hofmeier, M. (1891) Zur Frage der Behandlung der Osteomalacie durch Kastration, in: Centralblatt für Gynäkologie 15: 225-228

Hofmeier, M. (1892) Beschaffenheit der Ovarien bei Myomen und Wirkung der Kastration, Verhandlungen der Deutschen Gesellschaft für Gynäkologie 4: 285-291

Hofmeier, M. (1896) Demonstration zur Frage der Heilung der Osteomalacie, Sitzungsbericht der physikalisch-medicinischen Gesellschaft zu Würzburg : 57-59

Holst (1892) Die Behandlung der Hysterie, der Neurasthenie und ähnlicher Neurosen, Wiener medizinische Wochenschrift 42: 1569-1571

Hueter (1879) Diskussionsbemerkung zum Vortrag von Langenbeck, Verhandlung der deutschen Gesellschaft für Chirurgie 8: 64-65

Huss (1857) Ovaritis periodica. Besprechung eines Artikels in Hygiea XVIII, p.71, Monatsschrift für Geburtshilfe und Frauenheilkunde 9: 143

Israel, J. (1880) Ein Beitrag zur Würdigung des Werthes der Castration bei hysterischen Frauen, Berliner klinische Wochenschrift 17: 242-245

Israel, J. (1880) Zur Abwehr der Angriffe gegen die Scheincastration, Berliner klinische Wochenschrift 17: 726-727

Israel, J. (1880) Gegendarstellung zu: *Schellenberg: Israel (Berlin). Ein Beitrag zur Würdigung des Werthes der Kastration bei hysterischen Frauen, in: Centralblatt für Gynäkologie 4 (No. 20), 1880, S. 485-486*, Centralblatt für Gynäkologie 4 (No. 22): 436

Kalabin, J. (1896) Zur Frage über die Ablation der Adnexe des Uterus, Centralblatt für Gynäkologie 20: 1245-1247

Kaltenbach, R. (1878) Beitrag zur Laparotomie bei fibrösen Tumoren des Uterus, Monatsschrift für Geburtshülfe und Gynäkologie 2: 183

Kaltenbach, R. (1884) Beitrag zur Laparomyotomie, Zeitschrift für Geburtshülfe und Gynäkologie 10: 74-102

Kasprzik, R. (1880) Ueber Dilatation der Cervix, Allgemeine Wiener medizinische Zeitschrift 25: 114

Kehrer, F. A. (1884) Zur Menstruationslehre, Beiträge zur klinisch experimentellen Geburtskunde und Gynäkologie 2: 165-181

Kehrer, F. A. (1887) Versuche über Kastration und Erzeugung von Hydrosalpinx, Beiträge zur klinisch experimentellen Geburtskunde und Gynäkologie 2: 282-292

Kehrer, F. A. (1889) Über Osteomalacie, Centralblatt für Gynäkologie 13: 731-732

Kehrer, F. A. (1889) Ueber Osteomalakie. Vortrag gehalten auf der Versammlung der gynäkologischen Sektion der 62. Versammlung deutscher Naturforscher und Aerzte in Heidelberg. September 1889, Diskussionsbeitrag von Hermann Fehling, Archiv für Gynäkologie 36: 531-533, 533

Kehrer, F. A. (1889) Ueber Osteomalacie, Berliner klinische Wochenschrift 26: 945

Kehrer, F. A. (1889) Ueber Osteomalacie, Deutsche medicinsche Wochenschrift 15: 998-1000

Kehrer, F. A. (1889) Ueber Osteomalacie, Münchner medicinische Wochenschrift 36: 908

Kehrer, F. A. (1890) Ueber Osteomalakie, Archiv für Gynäkologie 36: 531-533

Kemke (1895) Über den Einfluss der Abtragung der Eierstöcke auf den Stoffwechsel, Centralblatt für Gynäkologie 19: 1080

Keppler, F. (1890) Das Geschlechtsleben des Weibes nach der Castration, Vortrag gehalten auf dem X. Internationalen medicinischen Congress zu Berlin vom 4.-9. August 1890, Münchner medicinische Wochenschrift 37: 647

Keppler, F. (1891) Das Geschlechtsleben des Weibes nach der Kastration, Wiener medizinische Wochenschrift 41: 489, 1492, 1523-1526

Kirn, L. (1878) Die periodischen Psychosen. Eine klinische Abhandlung, Enke, Stuttgart

Kispert, G. (1878) Ueber die sogenannten begleitenden consensuellen Erscheinungen in entfernteren Organen bei Gebärmutterkrankheiten, Zeitschrift für Geburtshülfe und Gynäkologie 3: 392-397

Kleinwächter, L. (1880) Exstirpation beider Ovarien mit gleichzeitiger Hymenotomie, Archiv für Gynäkologie 16: 145-154

Kleinwächter, L. (1881) Zur Castration wegen functionirender Ovarien bei rudimentärer Entwicklung der Müller'schen Gänge, Archiv für Gynäkologie 17: 475-489

Kleinwächter, L. (1886) Beiträge zur Porro-Operation, Zeitschrift für Geburtshülfe und Gynäkologie 12: 238-261

Klotz, H. (1882) Hysterie und Castration, Wiener medizinische Wochenschrift 32: 1128-1133, 1157-1161, 1192-1195, 1209-1212

Kocks (1879) Eine Methode der Sterilisation des Uterus, Aerztliches Intelligenz-Blatt 26: 25

Kolaczek (1879) Diskussionsbemerkung zum Vortrag von Langenbeck, Verhandlung der deutschen Gesellschaft für Chirurgie 8: 65

Kroemer (1896) Beitrag zur Castrationsfrage, Allgemeine Zeitschrift für Psychiatrie 52: 1-73

Krönig (1901) Über Dysmenorrhoe und nasale Reflexneurose, Centralblatt für Gynäkologie 25: 1320-1327

Krukenberg, G. (1892) Kastration und Flimmerepithel, Verhandlungen der Deutschen Gesellschaft für Gynäkologie 4: 276-283

Krukenberg, G. (1891) Castration und Flimmerepithel, Münchner medicinische Wochenschrift 38: 426

Kurz, E. (1883) Eine doppelseitige Ovariotomie, Berliner klinische Wochenschrift 20: 697-700

Landau, L. Hegar, A. – Kaltenbach, R.: (1874) Die operative Gynäkologie mit Einschluss der gynäkologischen Untersuchungslehre, Archiv für Gynäkologie 7: 574-589

Landau, L. (1883) Hysterie und Ovarie, Berliner klinische Wochenschrift 20: 620

Landau, L. – Remark, E. (1883) Ein Fall von Ovariotomie bei hysterischer Hemianästhesie, Zeitschrift für klinische Medizin 6: 437-452

Landau, L. (1897) Diskussionsbemerkung zum Vortag von Senator. Zur Kenntniss der Osteomalacie und der Organotherapie, Berliner klinische Wochenschrift 34: 125

Langenbeck (1879) Vorstellung einer mit Defectus vaginae behafteten Frau, bei welcher die Exstirpation ausgeführt wurde, Verhandlung der deutschen Gesellschaft für Chirurgie 8: 61-67

Latzko, W. (1893) Ueber Osteomalacie, Allgemeine Wiener Medizinische Zeitung 38: 393-403

Latzko, W. (1894) Ueber Osteomalacie, Münchner medicinische Wochenschrift 41: 941

Latzko, W. (1894) Ueber den Einfluss der Chloroformnarkose auf Osteomalacie, Wiener klinische Wochenschrift 7: 514-518, 533-537

Latzko, W. – Schnitzler, O. (1897) Ein Beitrag zur Organotherapie bei Osteomalacie, Deutsche medicinische Wochenschrift 23: 587-592

Latzko, W. (1897) Beiträge zur Diagnose und Therapie der Osteomalacie, Monatsschrift für Geburtshülfe und Gynäkologie 6: 571-608

Laufenauer, K. (1890) Kastration gegen Hystero-Epilepsie, Centralblatt für Gynäkologie 14: 335

Lautos, E. (1888) Über Kastration bei Osteomalacie, Centralblatt für Gynäkologie 12: 427

Laycock, T. (1840) A Treatise on the Nervous Diseases of Women; Comprising an Inquiry into the Nature, Causes, and Treatment of Spinal and Hysterical Disorders, London

Legrand du Saulle (1885) Die Hysterischen, ihr physischer und geistiger Zustand, Centralblatt für Gynäkologie 9: 648-651

Lehmann (1856) Zur Lehre über die Retroflexio uteri, Monatsschrift für Geburtskunde und Frauenkrankheiten 8: 63-66

Leonides von Praag, J. (1850) Einiges über die Rückwärtsbeugung der Gebärmutter, Neue Zeitschrift für Geburtskunde 29: 223-240

Leopold, G. (1890) Die operative Behandlung der Uterusmyome durch vaginale Enucleation, Castration, Myotomie und vaginale Totalexstirpation, Archiv für Gynäkologie 38: 1-80

Leopold, G. (1882) Dreissig Laparotomien, Archiv für Gynäkologie 20: 71-105

Leopold, G. (1883) Untersuchungen über Menstruation und Ovulation, Archiv für Gynäkologie 21: 353-385

Leopold, G. (1887) Achtundvierzig Totalexstirpationen des Uterus wegen Totalprolaps und schwerer Neurose, Archiv für Gynäkologie 30: 418-443

Leppmann, A. (1885) Die Castrationen bei Epilepsie und Hystero-Epilepsie, Archiv für Gynäkologie 26: 57-71

Levy, F. (1880) Ueber die Methode des Kaiserschnittes nach Porro, Wiener Klinik 5: 287-346

Lihotzky (1891) Bericht über eine durch Kastration geheilte osteomalazische Patientin, Centralblatt für Gynäkologie 15: 601

Loebker, C. (1879) Bericht über die in der gynäkologischen Klinik zu Greifswald ausgeführten Laparotomie, Archiv für Gynäkologie 14: 438-471

Loewenthal (1884) Eine neue Deutung des Menstruationsprozesses, Wiener medizinische Wochenschrift 34: 1566

Löhlein, H. (1879) Entfernung der beiderseits zu papillären Kystomen entarteten Eierstöcke, Berliner klinische Wochenschrift 16: 420-421

Löhlein, H. (1894) Erfahrungen über den Werth der Castration bei Osteomalacie, Zeitschrift für Geburtshülfe und Gynäkologie 29: 19-47

Löhlein, H. (1894) Erfahrungen über den Werth der Castration bei Osteomalacie, Münchner medicinische Wochenschrift 41: 502

Löhlein, H. (1894) Zur Frage von der Entstehung der puerperalen Osteomalacie, Münchner medicinische Wochenschrift 41: 215

Lomer (1900) Zur Beurtheilung des Schmerzes in der Gynäkologie, Centralblatt für Gynäkologie 24: 1402-1409

Löwenthal (1885) Ueber einige Erfahrungen bei künstlicher Unterdrückung des menstruellen Blutflusses, Berliner klinische Wochenschrift 22: 778

Löwenfeld, L. (1887) Die moderne Behandlung der Nervenschwäche (Neurasthenie) der Hysterie und verwandter Leiden, Wiesbaden

Lühe (1887) Spencer Wells, Alfr. Hegar, Robert Battey. Kastration in Gemüths- und Nervenkrankheiten, Centralblatt für Gynäkologie 11: 225-226

Martin, A. (1878) Drei Präparate von doppelseitigen Ovariotomien, Berliner klinische Wochenschrift 15: 80

Martin, A. (1878) Zur Ovariotomie, Berliner klinische Wochenschrift 15: 209-212, 224-227

Martin, A. (1879) Zur Ovariotomie, Centralblatt für Gynäkologie 3: 9

Martin, A. (1879) Demonstration von Lehrmitteln und Operirten, Centralblatt für Gynäkologie 3: 483-484

Martin, A. (1890) Über Myomoperation, Zeitschrift für Geburtshilfe und Gynäkologie 20: 1-58

Mattersdorf, A. (1890) Über Kastration wegen Atresie der Genitalien, Centralblatt für Gynäkologie 14: 893

Mäurer (1881) Hysteroepilepsie, Cystoide Degeneration beider Ovarien, Heilung, Deutsche medicinische Wochenschrift 7: 530-534

Mendel (1884) Ueber Hysterie beim männlichen Geschlecht, Berliner klinische Wochenschrift 21: 314-317

Meniere (1884) Zerstörung der Fibromyome der Gebärmutter mittelst elektrolytischer Punktur, Wiener medizinische Wochenschrift 34: 1106

Menzel, H. (1885) Beiträge zur Castration der Frauen, Castration bei Ovarialprolaps, Uterusfibrom, Retroflexio uteri mit Descensus ovariorum und Hysterie, Archiv für Gynäkologie 26: 36-57

Möbius P. (1922) Über den physiologischen Schwachsinn des Weibes, 12. Auflage Marhold, Halle. (Erstausgabe: Halle 1900)

Moravcsik, E. (1890) Einige praktische Bemerkungen über Hysterie und Hypnotismus an der Hand eines Falles von castrirter Hystero-Epilepsie, Berliner klinische Wochenschrift 27: 25-28, 54-57

Müller, P. (1892) Das Fibromyom im Klimakterium, Verhandlungen der Deutschen Gesellschaft für Gynäkologie 4: 283-291

Müller (1896) Curatulo, G. – Tarulli, L.: Einfluss der Abtragung der Eierstöcke auf den Stoffwechsel, Jahresbericht über die Fortschritte auf dem Gebiete der Geburtshilfe und Gynäkologie 9: 456-457

Naegli (1918) Uebersicht über die Symptomatik der Osteomalazie als innersekretorischer pluriglandulärer Erkrankung, Münchner medicinische Wochenschrift 65: 585-586

Nagel, W. (1887) Beitrag zur Anatomie gesunder und kranker Ovarien, Archiv für Gynäkologie 31: 326-362, 330

Neumann, S. (1894) Quantitative Bestimmung des Calciums, Magnesiums und der Phosphorsäure im Harn und Kot bei Osteomalacie, Münchner medicinische Wochenschrift 41: 766

Neumann, S. (1896) Weitere Untersuchungen über die Stoffwechselverhältnisse des Calciums, Magnesiums, der Phosphorsäure und Nitrogens bei puerperaler Osteomalacie, Archiv für Gynäkologie 51: 130-184

Oberholzer, E. (1911) Kastration und Sterilisation von Geisteskranken in der Schweiz, Juristisch psychiatrische Grenzfragen 8: 25-144

Odebrecht, E. (1881) Beitrag zur Castration des Weibes. Retroflexio uteri, Pelviperitonitis, Hydrosalpinx. Exstirpation beider Ovarien und einer Tube. Genesung, Berliner klinische Wochenschrift 18: 220-222

Odebrecht, E. (1890) Über Neurosen im Gefolge von gynäkologischen Erkrankungen, Centralblatt für Gynäkologie 14: 118

Olshausen, R. (1877) Die Krankheiten der Ovarien, Archiv für Gynäkologie 15: 46-49

Olshausen, R. (1877) Diskussionsbeitrag auf der Versammlung deutscher Gynäkologen in München 15. September 1877 Archiv für Gynäkologie 12: 265

Olshausen, R. (1878) Die Krankheit der Ovarien, Centralblatt für Gynäkologie 2: 39

Olshausen, R. (1880) Die Krankheiten der Ovarien, Archiv für Gynäkologie 15: 146-149

Olshausen, R. (1890) Die Laparotomien der Universitätsfrauenklinik in Berlin während der 3 Jahre, Zeitschrift für Geburtshilfe und Gynäkologie 20: 219-236

Oppenheim, H. (1890) Thatsächliches und Hypothetisches über das Wesen der Hysterie, Berliner klinische Wochenschrift 27: 553-556

Orthmann, E. (1894) Beitrag zur Bedeutung der Castration bei Osteomalacie, Münchner medicinische Wochenschrift 41: 402

Orthmann, E. (1894) Beitrag zu Bedeutung der Castration bei Osteomalacie, Zeitschrift für Geburtshülfe und Gynäkologie 30: 476-498

Ortloff, W. (1894) Kurzer Bericht über 200 Laparotomien, Centralblatt für Gynäkologie 18: 111-117

Osterloh (1906) Ueber Osteomalazie mit Vorstellung von Kranken, Münchner medicinische Wochenschrift 53: 2225

Osterloh (1881) Zusammenfassung der Resultate der Kastration, Centralblatt für Gynäkologie 5: 245

Peretti, J. (1883) Gynäkologische Behandlung und Geistesstörung, Berliner klinische Wochenschrift 20: 537-538

Peretti, J. (1883) Gynäkologische Behandlung und Geistesstörung, Wiener medizinische Wochenschrift 33: 387-388

Pfister, A. (1898) Die Wirkung der Kastration auf den weiblichen Organismus, Archiv für Gynäkologie 56: 583-634

Pflüger, E. (1899) Ueber die Bedeutung und Ursache der Menstruation, in: Untersuchungen aus dem physiologischen Laboratorium zu Bonn, hrsg. v. Pflüger E., Berlin 1865. Pinzani: Experimentelle Untersuchungen über den Einfluss der Kastration auf den Stoffwechsel und die Blutbeschaffenheit, Centralblatt für Gynäkologie 23: 1311-1312

Playfair, W. (1882) Bemerkungen über die systemische Behandlung schwerer Hysterie und gewisser verwandter Formen neurasthenischer Erkrankungen, Aerztliches Intelligenz-Blatt 29: 464

Playfair, W. (1884) Die systematische Behandlung der Nervosität und Hysterie, Wiener medizinische Wochenschrift 34: 928

Polgar, E. (1895) Die Heilung der Osteomalacie mittels Castration, Archiv für Gynäkologie 49: 30-42

Pozzi (1890) Kastration wegen Uterusfibrom, Wiener medizinische Wochenschrift 40: 1709

Preindlsberger, J. (1893) Ein Fall von Castration wegen Osteomalacie bei einer Nullipara, Wiener klinische Wochenschrift 6: 381-384

Prochownick, L. (1887) Beiträge zur Castrationsfrage. Nach einem am 6. April 1886 im ärztlichen Vereine zu Hamburg gehaltenen Vortrage, Archiv für Gynäkologie 29: 183-270

Prochownick, L. (1883) Ueber einige interessante Laparotomien, Deutsche medicinische Wochenschrift 9: 526-529

Prochownik, L. (1887) Beiträge zur Castrationsfrage, Berliner klinische Wochenschrift 24: 97

Pruzzi, E. (1890) Ueber die Castration bei Osteomalacie, Münchner medicinische Wochenschrift 37: 664

Rasch, A. (1893) Ein Fall schwerer Osteomalacie bei einer Schwangeren. Schnelle Besserung nach Castration, Zeitschrift für Geburtshülfe und Gynäkologie 25: 271-276

Rasch, A. (1893) Ein Fall von schwerer Osteomalacie bei einer Schwangeren. Schnelle Besserung nach Castration, Münchner medicinische Wochenschrift 40: 182

Reamy, T. (1886) The President's annual address, in: Transactions of the American Gynæcological Society 11, Boston S. 41-59

Reinl, C. (1884) Ein neues sicheres diagnostisches Zeichen der Schwangerschaft in den ersten Monaten, Centralblatt für Gynäkologie 8: 837

Richter, U. (1880) Nachtrag zu Castration einer Frau, Berliner klinische Wochenschrift 17: 741

Richter, U.: (1880) Ueber psychische Therapie, motorischer Störungen der Hysterie, Berliner klinische Wochenschrift 17: 324-328

Romberg, M. (1857) Lehrbuch der Nervenkrankheiten des Menschen, 3. Auflage Hirschwald, Berlin

Rossier, G. (1895) Anatomische Untersuchung der Ovarien in Fällen von Osteomalacie, Archiv für Gynäkologie 48: 472-498

Ruge, P. (1881) Einige interessantere Ovariotomien, Berliner klinische Wochenschrift 18: 158

Ruge, P. (1887) Diskussion über den Einfluß gynäkologischer Operationen auf Neurosen, Centralblatt für Gynäkologie 13: 462-469

Runge, M. (1882) Operative Gynäkologie von Hegar – Kaltenbach, Berliner klinische Wochenschrift 19: 90-91

Runge, M. (1891) Porro-Operation mit Versenkung des Stumpfes. Glücklicher Ausgang, Archiv für Gynäkologie 41: 116-121

Runge, M. (1893) Einhundertzwanzig Laparotomien aus der Göttinger Frauenklinik, Therapeutische Monatshefte 7: 587-593

Rydygier, L. (1882) Ein Fall von Castration, Deutsche Zeitschrift für Chirurgie 15: 285-286

Sajaizky (1890) Kastrationen, Centralblatt für Gynäkologie 14: 250

Sander, M. (1899) Chirurgische Eingriffe bei Hysterie, Centralblatt für Gynäkologie 24: 633

Scanzoni, F. W. (1855) Zweiter Beitrag zur Lehre von den Gebärmutterknickungen, Monatsschrift für Geburtskunde und Frauenkrankheiten 6: 142-146

Schauta, F. (1890) Die Kastration bei Osteomalacie, Wiener medizinische Wochenschrift 40: 787-790

Schede (1887) Castration des Weibes, Münchner medicinische Wochenschrift 34: 129

Schede (1887) Castrationen des Weibes, Deutsche medicinische Wochenschrift 13: 553

Schellenberg (1880) Zur Israel'schen Scheinkastration, Centralblatt für Gynäkologie 4: 23-24

Schellenberg (1880) Zur Kastration bei Hysterie, Centralblatt für Gynäkologie 4: 379-380

Schellenberg (1881) Hegar (Freiburg). Zur Israel'schen Scheinkastration, Centralblatt für Gynäkologie 5: 23-24

Schellenberg (1881) Israel (Berlin). Zur Abwehr der Angriffe gegen die Scheinkastration, Centralblatt für Gynäkologie 5: 89

Schinzinger, A. (1889) Ueber carcinoma mammae, Verhandlungen der Deutschen Gesellschaft für Chirurgie 18: 28-29

Schmalfuss, G. (1885) Zur Castration bei Neurosen, Archiv für Gynäkologie 26: 1-35

Schmalfuss, G. (1888) Diskussionsbeitrag zum Vortrag: Über Myomoperationen. Gehalten auf der Sitzung der Geburtshilflichen Gesellschaft zu Hamburg 4. Oktober 1887, Centralblatt für Gynäkologie 12: 266

Schmitz (1898) Nervenstörung nach Kastration, Centralblatt für Gynäkologie 22: 1110

Schmitz. (1898) Ueber Nervosität nach Castration, Münchner medicinische Wochenschrift 45: 1351

Schnell, F. (1898) Zur Aetiologie und Therapie der Osteomalacie, Zeitschrift für Geburtshülfe und Gynäkologie 39: 412-484

Schottländer, J. (1897) Casuistischer Beitrag zur Lehre von der Osteomalacie, Zeitschrift für Geburtshülfe und Gynäkologie 37: 441-461

Schramm, J. (1886) Gesellschaft für Geburtshülfe und Gynäkologie 112. Sitzung, Centralblatt für Gynäkologie 10: 27-28

Schramm, J. (1886) Ueber die Castration bei Epilepsie, Berliner klinische Wochenschrift 23: 735-738

Schramm, J. (1887) Ueber Castration bei Epilepsie, Archiv für Gynäkologie 29: 333

Schramm, J. (1887) Ueber Castration bei Epilepsie, Berliner klinische Wochenschrift 24: 38-40

Schramm, J. (1887) Über eine gynäkologische Operation mit Demonstration von Präparaten, Centralblatt für Gynäkologie 11: 453-455

Schroeder, C. (1877) Ueber die Listerische Methode der Ovariotomie, Berliner klinische Wochenschrift 14: 501

Schroeder, C. (1882) Kurzer Bericht über 300 Ovariotomien, Aerztliches Intelligenz-Blatt 29: 420

Schroeder, C. (1883) Diskussionsbeitrag zum Vortrag Landaus über „Hysterie und Ovarie" auf der Sitzung der Gesellschaft für Geburtshilfe und Gynäkologie in Berlin 12. Januar 1883, Berliner klinische Wochenschrift 20: 621

Schroeder, C. (1886) Ueber die Castration bei Neurosen, Berliner klinische Wochenschrift 23: 735

Schroeder, C. (1886) Ueber die Castration bei Neurosen, Zeitschrift für Geburtshülfe und Gynäkologie 13: 325-338

Schroeder, C. (1887) Über die Castration bei Neurosen, Münchner medicinische Wochenschrift 34: 15

Schroeder, C. (1887) Ueber die Castration bei Neurosen, Archiv für Gynäkologie 29: 333-339

Schroeder, C. (1887) Über die Kastration bei Neurosen, Vortrag gehalten auf den Verhandlungen der gynäkologischen Section der 59. Versammlung deutscher Naturforscher und Aerzte in Berlin im September 1886, Archiv für Gynäkologie 29: 333-339

Schücking, A. (1879) Doppelseitige Exstirpation nicht cystisch degenerirter Ovarien wegen Hysterie, Centralblatt für Gynäkologie 3: 484-488

Schücking, A. (1881) Myotomie mit gleichzeitiger Kastration, Centralblatt für Gynäkologie 5: 56

Schüle, H. (1905) Über die Frage des Heiratens von früher Geisteskranken, Archiv für Rassen- und Gesellschaftsbiologie 2: 597-600

Schülein, W. (1899) Beitrag zur Castration bei Fibromyomen, Berliner klinische Wochenschrift 36: 830-833

Schultze, B. (1883) Gynäkologische Behandlung und Geistesstörung, Berliner klinische Wochenschrift 20: 341-343

Schützenberger, C. (1846) Recherches cliniques sur les causes organiques et le mécanisme de production des affectiones appelées hystériques, Gazette médicale de Paris p. 749

Seeligmann, L. (1893) Ueber einen Kaiserschnitt bei einem Falle hochgradiger Osteomalacie mit einer neuen Nachbehandlung, Münchner medicinische Wochenschrift 40: 273-274

Seeligmann, L. (1893) Ueber Osteomalacie, Berliner klinische Wochenschrift 30: 1077-1080

Seeligmüller (1881) Therapie der Ovarie, Centralblatt für Gynäkologie 5: 57

Seitz, C. (1886) Über Osteomalacie, Münchner medicinische Wochenschrift 33: 646

Senator, H. (1897) Zur Kenntnis der Osteomalacie und der Organotherapie, Berliner klinische Wochenschrift 34: 143-144

Sippel, A. (1890) Kastration bei Osteomalacie, Centralblatt für Gynäkologie 14: 584-585

Sippel, A. (1893) Zur partiellen Resection des erkrankten Ovariums, Berliner klinische Wochenschrift 30: 1111

Sippel, A. (1899) Die Kastration bei Myom, in: Sammlung klinischer Vorträge, hrsg. v. Richard Volkmann, Gynäkologie No. 93, Hirschwald, Leipzig S. 1589-1605

Sokoloff (1896) Ueber den Einfluss der Ovarien-Exstirpation auf Strukturveränderungen des Uterus, Archiv für Gynäkologie 51: 286-302

Solowij (1898) Konservativer Kaiserschnitt mit Kastratio bei Osteomalakie, Centralblatt für Gynäkologie 22: 657

Spencer Wells, T. (1877) Neue Reihe von 300 Ovariotomien, Wiener medizinische Wochenschrift 27: 375-377

Spencer Wells, T. (1891) Die Operationen von Gebärmutter-Geschwülsten, die Oophorektomie und Castration der Frauen bei Geistes- und Nervenkrankheiten, in: Sammlung klinischer Vorträge, hrsg. v. Richard Volkmann 32, Hirschwald, Leipzig, S. 257-288

Spencer Wells, T. (1892) Die Operation von Gebärmutter-Geschwülsten, die Oophorektomie und die Castration der Frauen bei Geistes- und Nervenkrankheiten, Berliner klinische Wochenschrift 29: 441

Spiegelberg, O. (1880) Die Kastration des Weibes, Wiener medizinische Wochenschrift 30: 661-662

Ssalmanow (1888) Eine Kastration bei Fibromyomen des Uterus, Centralblatt für Gynäkologie 12: 295

Stahl, K. (1876) Der anticipierte Climax durch Exstirpation der Ovarien bei Fibromyomen des Uterus, Mittheilung aus der gynäkologischen Klinik in Freiburg i. Br., Deutsche medicinische Wochenschrift 2: 595-598

Stern (1893) Zwei Fälle von Castration bei Osteomalacie, Münchner medicinische Wochenschrift 40: 108

Sternberg, M. (1892) Ueber Behandlung und Diagnose der Osteomalacie, Wiener klinische Wochenschrift 5: 634-636

Sternberg, M. (1893) Ueber Diagnose und Therapie der Osteomalacie, Münchner medicinische Wochenschrift 40: 290

Stieda, A. (1898) Zur Osteomalacischen Lähmung, Monatsschrift für Geburtshülfe und Gynäkologie 8: 1-20

Strauch, M. (1888) Zur Castration wegen functionierender Ovarien bei rudimentärer Entwicklung der Müller'schen Gänge, Zeitschrift für Geburtshülfe und Gynäkologie 15: 138-146

Svetlin, W. (1878) Über einen Fall von Hystero-Epilepsie, Wiener medizinische Wochenschrift 28: 9-31

Tauffer, W. (1878) Die Castration der Frauen, Pester medicinisch-chirurgische Presse 14: 889-894; 909-912

Tauffer, W. (1879) Die Castration der Frauen, mit Demonstration eines geheilten Falles, Centralblatt für Gynäkologie 3: 319

Tauffer, W. (1882) Über den heutigen Stand der Kastration bei Frauen, Allgemeine Wiener medicinische Zeitung 22: 243

Tauffer, W. (1883) Beiträge zur Lehre der Castration der Frauen, im Anschlusse an 12 Fälle, Monatsschrift für Geburtshülfe und Gynäkologie 9: 39-67

Tauffer, W. (1885) Hundertsechs Laparotomien, Wiener medizinische Wochenschrift 35: 102-105; 165-169; 197-200; 229-233

Theilhaber, A. (1891) Zur Lehre von der Behandlung der Osteomalakie, Centralblatt für Gynäkologie 15: 146-150

Thorn, W. (1891) Zur Kasuistik der Kastration bei Osteomalakie, Centralblatt für Gynäkologie 15: 828-831

Thorn, W. (1896) Zur Kasuistik der Kastration bei Osteomalakie, Centralblatt für Gynäkologie 20: 1043-1045

Tschistowitsch, N. (1893) Ueber die neue Osteomalacie-Theorie des Herrn Dr. Petrone, Morphologische Blutveränderungen bei einer Osteomalacie-Kranken, Berliner klinische Wochenschrift 30: 918-922

Vedeler (1898) Dysmenorrhoea hysterica, Centralblatt für Gynäkologie 22: 293-294

Veit, J. (1891) Über den Zusammenhang von Menstruation und Ovulation, Münchner medicinische Wochenschrift 38: 393

Velits, D. (1892) Ueber die Heilung der Osteomalacie, Zeitschrift für Gynäkologie und Geburtshülfe 23: 321-337

Velits, D. (1893) Weitere Beiträge zur chirurgischen Behandlung der Knochenerweichung (Osteomalacie), Ungarisches Archiv für Medizin 2: 109-134

Virchow, R. (1856) Das Weib und die Zelle. Vortrag, gelesen in der Gesellschaft für Geburtshülfe zu Berlin am 11. Januar 1848, in: Gesammelte Abhandlungen zur wissenschaftlichen Medicin, Meidinger, Frankfurt am Main

Vogelsang, A. (1896) Beiträge zur Castration des Weibes bei nicht neoplastischen Erkrankungen der Uterusanhänge, Centralblatt für Gynäkologie 19: 1027-1028

von Baer, K. E. (1927) De ovi mammalium et hominis genesi, Übersetzung von 1927, hrsg. v. Ottow, B., Voss, Leipzig

Von dem Busch, G. (1845) Ueber Ovariotomie von Fleewood Churchill. (Eine in der Gesellschaft für Geburtshülfe zu Dublin gehaltene Vorlesung. Aus dem Dubliner Journal of med. Science, Mai 1844, p. 371), Neue Zeitschrift für Geburtskunde 18: 89-92

von Herff, O. (1892) Ueber den feineren Verlauf der Nerven im Eierstocke das Menschen, Zeitschrift für Geburtshülfe und Gynäkologie 24: 289-308

von Herff, O. (1893) Über den feineren Verlauf der Nerven im Eierstocke des Menschen, Centralblatt für Gynäkologie 17: 6-7

von Hoffmann (1884) Fall von erfolgreicher Entfernung beider Ovarien und Tuben, Centralblatt für Gynäkologie 8: 575

von Ott (1894) Über die Radikalbehandlung der Fibromyome des Uterus, Centralblatt für Gynäkologie 18: 624-632

von Winckel, F. (1884) Zur operativen Gynäkologie, Archiv für Gynäkologie 23: 159-182

von Winckel, F. (1884) Zur operativen Gynäkologie. Rückblicke. Neue Vorschläge. Demonstrationen, Vortrag gehalten im Münchner ärztlichen Verein am 2. April 1884, Archiv für Gynäkologie 23: 159-161

von Winckel, F. (1888) Diskussionsbeitrag zu einem Vortrag Fehlings, Verhandlungen der Deutschen Gesellschaft für Gynäkologie 2: 318-319

von Winckel, F. (1892) Ueber die Castrationserfolge bei der Osteomalacie, Münchner medicinische Wochenschrift 39: 920-938

von Winckel, F. (1893) Über die Erfolge der Kastration bei Osteomalakie, in: Sammlung klinischer Vorträge, hrsg. v. Richard Volkmann, Gynäkologie No. 28, Hirschwald, Leipzig S. 657-682

Walcher, G. (1887) Ueber den gegenwärtigen Stand der Castrationsfrage, Medicinisches Correspondenzblatt des Württembergischen ärztlichen Landesvereins 57: 201-206

Walton (1884) Hysterie, beeinflußt durch Entfernung der Ovarien, Centralblatt für Gynäkologie 8: 575

Wehmer, P. (1888) Beitrag zur Myotomie und Castration bei Fibromen, Zeitschrift für Geburtshülfe und Gynäkologie 14: 106-138

Weil, J. (1895) Osteomalacie und Castration, Prager medicinische Wochenschrift 20: 62-63

Weir Mitchell, S. (1877) Fat and Blood. An Essay on the Treatment of Certain Forms of Neurasthenia and Hysteria, JB Lippincott Company, Philadelphia

Weir Mitchell, S. (1886) Die Behandlung gewisser Formen von Hysterie und Neurasthenie, Münchner medicinische Wochenschrift 33: 899

Weir Mitchell, S. (1887) Behandlung von Neurasthenie und Hysterie, Wiener medizinische Wochenschrift 37, 138: 200

Weir Mitchell, S. (1887) Die Behandlung gewisser Formen von Neurasthenie und Hysterie, Berliner klinische Wochenschrift 24: 517

Weir Mitchell, S. (1887) Die Behandlung gewisser Formen von Neurasthenie und Hysterie, Übersetzung von Klemperer, G., Hirschwald, Berlin

Weismann, A. (1886) Zur Frage nach der Vererbung erworbener Eigenschaften, Biologisches Centralblatt 6: 33-48

Welponer, E. (1879) Exstirpation beider Ovarien wegen Hystero-Epilepsie. Heilung, Wiener medizinische Wochenschrift 29: 803-806

Welponer, E. (1879) Exstirpation beider Ovarien wegen Hystero-Epilepsie. Heilung, Centralblatt für Gynäkologie 3: 630

Werth, R. (1888) Ueber Entstehung von Psychosen im Gefolge von Operationen am weiblichen Genitalapparate. Vortrag auf der Zweiten Versammlung der Deutschen Gesellschaft für Gynäkologie im Mai 1888, Verhandlung der deutschen Gesellschaft für Gynäkologie 2: 60-64

Werth, R. (1888) Ueber die Entstehung von Psychosen im Gefolge von Operationen am weiblichen Genitalsystem, Münchner medicinische Wochenschrift 35: 387

Werth, R. (1888) Ueber die Entstehung von Psychosen im Gefolge von Operationen am weiblichen Geschlechtsapparate, Berliner klinische Wochenschrift 25: 717

Werth, R. (1888) Ueber die Entstehung von Psychosen im Gefolge von Operationen am weiblichen Genitalapparate, Archiv für Gynäkologie 32: 457

Wetzel (1899) Ueber Osteomalacie, Münchner medicinische Wochenschrift 46: 1052-1054

Wiedow, W. (1882) Zur Kastration bei Uterusfibrom, Wiener medizinische Wochenschrift 32: 1282

Wiedow, W. (1883) Über die Kastration bei Uterusfibromen, Centralblatt für Gynäkologie 7: 700

Wiedow, W. (1884) Über die Castration bei Fibroiden, Archiv für Gynäkologie 22: 150

Wiedow, W. (1884) Kastration bei Uterusfibrom, Wiener medizinische Wochenschrift 34: 1106

Wiedow, W. (1884) Castration bei Uterusfibromen. Vortrag auf dem VIII. Internationalen Medicinischen Kongress in Kopenhagen, Archiv für Gynäkologie 24: 296-297

Wiedow, W. (1885) Die Castration bei Uterusfibrom, Archiv für Gynäkologie 25: 299-323

Wiedow, W. (1889) Die definitiven Resultate der Kastration bei Uterusfibrom, Beiträge zur Geburtshilfe und Gynäkologie 1: 161-185

Windscheid (1901) Über genitale Reflexneurosen, Centralblatt für Gynäkologie 25: 1316-1319

Winternitz (1899) Ueber Spätresultate der Kastration bei Myomen, Verhandlungen der Deutschen Gesellschaft für Gynäkologie 8: 147-153

Zenker (1890) Castration wegen Geistesstörungen, Allgemeine Zeitschrift für Psychiatrie und psychisch-geriatrische Medicin 46: 667-692

Zweifel, P. (1890) Ein Fall von Osteomalacie modificirter Porro-Kaiserschnitt, geheilt, Centralblatt für Gynäkologie 14: 25-29

Zweifel, P. (1925) Hermann Johannes Karl Fehling, Centralblatt für Gynäkologie 49: 51

Literaturverzeichnis

Ackerknecht, E. (1992) Geschichte der Medizin, 7. Auflage Enke, Stuttgart

Binder, J. (1999) Standesrecht und Marktwirtschaft, Diss. med. Freiburg i. Br.

Bleker, J. (1993) Hysterie – Dysmenorrhoe – Chlorose: Diagnosen bei Frauen der Unterschicht im frühen 19. Jahrhundert, Medizinhistorisches Journal 28: 345-374

Blönningen, J. (1980) Die Osteomalazie als Indikation für eine bilaterale Oophorektomie im späten 19. und frühen 20. Jahrhundert, Diss. med. Nürnberg

Burger, G. (1984) Nerven- und Geisteskrankheiten als Indikation für eine bilaterale Oophorektomie im späten 19. Jahrhundert, Diss. med. Nürnberg

Clarke, E. – Jacyna L. S. (1987) Nineteenth-century origins of neuroscientific concepts, Diane Pub Co, Berkeley

Daston, L. (2001) Die Kultur der wissenschaftlichen Objektivität, in: Hagner, M. (Hg.) Ansichten der Wissenschaftsgeschichte, Fischer, Frankfurt a. M. S. 137-158

Dienel, C. (1995) Kinderzahl und Staatsräson. Empfängnisverhütung und Bevölkerungspolitik in Deutschland und Frankreich bis 1918, Westfälisches Dampfboot, Münster

Diepgen, P. (1930) Die deutsche Medizin und Gynäkologie im Zeitalter der wissenschaftlichen Anfänge von Alfred Hegar (1852-1864), Deutsche medizinische Wochenschrift 56: 63-65, 108-110

Ehmer, J. (2004) Bevölkerungsgeschichte und historische Demographie 1800-2000, Oldenbourg, München

Elkeles, B. (1996) Der moralische Diskurs über das medizinische Menschenexperiment im 19. Jahrhundert, Urban & Fischer, Stuttgart

Eulner, H. (1970) Die Entwicklung der medizinischen Spezialfächer an den Universitäten des deutschen Sprachgebietes, Enke, Stuttgart

Felt, U. – Nowotny, H. – Taschwer, K. (1995) Wissenschaftsforschung: Eine Einführung, Campus, Frankfurt a.M./New York

Fischer-Homberger, E. (1975) Geschichte der Medizin, Springer, Heidelberg

Fischer-Homberger, E. (1969) Hysterie und Misogynie – Ein Aspekt der Hysteriegeschichte, Gesnerus 26: 117-127

Fischer-Homberger, E. (1979) Krankheit Frau und andere Arbeiten zur Medizingeschichte der Frau, Huber, Bern/Stuttgart/Wien

Fleck, L. (1980) Entstehung und Entwicklung einer wissenschaftlichen Tatsache; Einführung in die Lehre vom Denkstil und Denkkollektiv, 1. Auflage Suhrkamp, Basel 1935, ND Frankfurt a. M.

Föllinger, S. (2005) Art. »Hysterie«, in: Antike Medizin. Ein Lexikon, Beck München S. 448-449

Frevert, U. (1988) Bürgerinnen und Bürger: Geschlechterverhältnisse im 19. Jahrhundert, Vandenhoeck & Ruprecht, Göttingen

Fuhrmann, M. (2002) Volksvermehrung als Staatsaufgabe? Bevölkerungs- und Ehepolitik in der deutschen politischen und ökonomischen Theorie des 18. und 19. Jahrhunderts, Schöninghaus, Paderborn/München/Wien/Zürich

Funk, T. (1884) Uterine Fibromyome und Blutungen als Indikation für eine bilaterale Oophorektomie im späten 19. Jahrhundert, Diss. med. Nürnberg

Geison, G. L. (1995) The private science of Louis Pasteur, Princeton University Press, Princeton

Gradmann, C. (1998) Leben in der Medizin: Zur Aktualität von Biographie und Prosopographie in der Medizingeschichte, in: Norbert, P. – Schlich T. (Hg.) Medizingeschichte: Aufgaben, Probleme, Perspektiven, Campus, Frankfurt a. M/New York S. 243-265

Hadamovsky, K. (1969) Alfred Hegar: kritische Würdigung der eigenen Arbeiten und der seiner wissenschaftlichen Mitarbeiter; ein Beitrag zur Geschichte der Universitäts-Frauenklinik Freiburg 1864-1904, Diss. med. Freiburg

Hagner, M. (Hg.) (2001) Ansichten der Wissenschaftsgeschichte, in: Ansichten der Wissenschaftsgeschichte, Fischer, Frankfurt a. M. S. 7-39

Hegar, K. (1930) Alfred Hegar, seine Abstammung und seine Familie, Deutsche medicinische Wochenschrift 56: 62

Hofer, H.-G. (2004) Nervenschwäche und Krieg. Modernitätskritik und Krisenbewältigung in der österreichischen Psychiatrie (1880-1920), Böhlau, Wien/Köln/Weimar

Honegger, C. (1989) Frauen und medizinische Deutungsmacht im 19. Jahrhundert, in: Labisch, A. (Hg.) Medizinische Deutungsmacht im sozialen Wandel des 19. und frühen 20. Jahrhunderts, Psychiatrie-Verlag, Bonn, S. 181-194

Huber, R. (1982) Hegar, Alfred, in: Badische Biographien. Neue Folge, Bd. 1, hrsg. v. Otnad, B., Kohlhammer, Stuttgart, S. 161-162

Huerkamp, C. (1989) Ärzte und Patienten, in: Labisch, A (Hg.) Medizinische Deutungsmacht im sozialen Wandel des 19. und frühen 20. Jahrhunderts, Psychiatrie-Verlag, Bonn; S. 57-73

Huerkamp, C. (1985) Der Aufstieg der Ärzte im 19. Jahrhundert, vom gelehrten Stand zum professionellen Experten: Das Beispiel Preußens, Vandenhoeck und Ruprecht, Göttingen

Hulverscheidt, M. (2002) Weibliche Genitalverstümmelung. Diskussion und Praxis in der Medizin während des 19. Jahrhunderts im deutschsprachigen Raum, Mabuse-Verlag, Frankfurt a.M.

Kneer, M. (1957) Die allgemeine Gynäkologie in der 2. Hälfte des XIX. Jahrhunderts und ihre Förderung durch Alfred Hegar, Geburtshilfe und Frauenheilkunde 17: 493-500

Kohl, F. (2001) Hysterie – Nosographisch – Konzeptionelle und Therapeutische Wandlung in der Ära von Charcot zu Freud, in: Wahl, G. –Schmitt, W. (Hg.) Besessenheit und Hysterie/Weinsberger Gespräche zur Geschichte der Seelenheilkunde, Verlag für Kommunikative Medien und Medizin, Reichenbach; S. 100-118

Lamott, F. (2001) Die vermessene Frau: Hysterien um 1900, Fink, München

Latour, B. (1996) On actor-network theory New Clarifications, Soziale Welt 47: 372

Latour, B. (1987) Science in action, How to follow scientists and engineers through society, Harvard University Press, Cambridge

Latour, B. (1988) The Pasteurization of France, Harvard University Press Cambridge/London

Lehman, V. (1986) Zur Geschichte der Uterusnaht beim Kaiserschnitt, in: Beck, L. (Hg.) Zur Geschichte der Gynäkologie und Geburtshilfe, Springer, Berlin; S. 95-102

Lengwiler, M. (2000) Zwischen Klinik und Kaserne: die Geschichte der Militärpsychiatrie in Deutschland und der Schweiz 1870-1914, Chronos-Verlag, Zürich

Leven, K.-H. (1997) Die Geschichte der Infektionskrankheiten: von der Antike bis ins 20. Jahrhundert, ecomed, Landsberg/Lech

Leven, K.-H. (Hg.) (2005), Antike Medizin. Ein Lexikon, Beck, München

Longo, L. (1979) The rise and fall of Battey's operation: a fashion in surgery, in: Bulletin of the History of Medicine 53, S. 244-267

Micale, M. (1990) Hysteria and its histography: the future perspective, History of Psychiatry 1: 33-124

Micale, M. (1993) On the "Disappearance" of Hysteria. A study in the Clinical Deconstruction of a Diagnosis, Isis 84: 496-526

Moscucci, O. (1993) The science of woman: gynaecology and gender in England 1800-1929, Cambridge University Press, Cambridge

Nusser, T. – Strowick, E. (2002) Intersektionen. Überlegungen zum Verhältnis von Krankheit und Geschlecht, in: . Nusser, T. – Strowick, E. (Hg.) Krankheit und Geschlecht, Diskursive Affairen zwischen Literatur und Medizin, Königshausen & Neumann, Würzburg, S. 7-20

Podach, E. (1964) Alfred Hegar – Mensch und Werk, Deutsches Ärzteblatt 30: 1665-1668

Prüll, C.-R. (1993) Der Heilkundige in seiner geographischen und sozialen Umwelt. Die Medizinische Fakultät der Universität Gießen auf dem Weg in die Neuzeit (1950-1818), Ferber, Gießen

Rihner, F. (1980) Alfred Hegar. Zu seinem 150. Geburtstag, Schweizerische Ärztezeitung 61: 1343-1344

Schaps, R. (1983) Hysterie und Weiblichkeit. Wissenschaftsmythen über die Frau, Campus, Frankfurt

Schlich, T. (1995) „Wichtiger als der Gegenstand selbst". Die Bedeutung des fotographischen Bildes in der Begründung der bakteriologischen Krankheitsauffassung durch Robert Koch, in: Dinges, M. – Schlich, T. (Hg.) Neue Wege in der Seuchengeschichte, Steiner, Stuttgart, S. 143-174

Schlich, T. (1998) Wissenschaft: Die Herstellung wissenschaftlicher Fakten als Thema der Geschichtsforschung, in: Norbert, P. – Schlich T.(Hg.) Medizingeschichte: Aufgaben, Probleme, Perspektiven, Campus, Frankfurt a. M/New York S. 107-129

Schmersahl, K. (1998) Medizin und Geschlecht: Zur Konstruktion der Kategorie Geschlecht im medizinischen Diskurs des 19. Jahrhunderts, Leske und Budrich, Opladen

Schüler, R. (1977) Frauenärzte und Frauen. Das Bild der Frau in deutschen gynäkologischen Lehrbüchern von 1860 bis 1930; Diss. med. Hannover

Szöllösi-Janze, M. (1998) Fritz Haber: 1868-1934; eine Biographie, Beck, München

Seidler, E. (1991) Die Medizinische Fakultät der Albert-Ludwigs-Universität Freiburg im Breisgau: Grundlagen und Entwicklungen, Springer, Berlin/Heidelberg

Sengoopta, C. (2000) The modern ovary: constructions, meanings, uses, History of Science 38: 425-488

Shorter, E. (1994) Moderne Leiden: Zur Geschichte der psychosomatischen Krankheiten, Rowohlt, Reinbek

Shorter, E. (1989) Medizinische Theorien spezifisch weiblicher Nervenkrankheiten im Wandel, in: Labisch, A. (Hg.) Medizinische Deutungsmacht im sozialen Wandel des 19. und frühen 20. Jahrhunderts, Psychiatrie-Verlag, Bonn, S. 170-180

Silló-Seidl, G. (1979) 100 Jahre Hegar-Stifte, Notabene medici 9: 1253

Simmer, H. (1969) Oophorectomy for Breast Cancer Patients: Its Proposal, First performance, and First Explanation as an Endocrine Ablation, Clio Medica 4: 227-249

Simmer, H. (1983)Bilaterale Oophorektomie der Frau im späten 19. Jahrhundert. Zum methodologischen Wert der Kastration für die Entdeckung ovarieller Hormone, Geburtshilfe und Frauenkrankheiten 43: Sonderheft 54-59

Smith-Rosenberg, C. (1981) Weibliche Hysterie. Geschlechtsrollen und Rollenkonflikt in der amerikanischen Familie des 19. Jahrhunderts, in: Honegger, C. – Heintz, B. (Hg.) Listen der Ohnmacht, Europäische Verlagsanstalt, Frankfurt

Vögele, J. – Woelk, W. – Schürmann, B. (2001) Städtisches Armenwesen, Krankenkassen und Krankenhauspatienten während des späten 19. und frühen 20. Jahrhunderts in Düsseldorf, in: Labisch, A. (Hg.) Krankenhaus-Report 19. Jahrhundert, Campus, Frankfurt, S. 405-426

Wedding, H. (1965) Chronologie und Bibliographie der Direktoren, Dozenten und Assistenten der Universitätsfrauenklinik Freiburg im Breisgau 1864-1964, Diss. med. Freiburg

Weickmann, D. (1997) Rebellion der Sinne – Hysterie ein Krankheitsbild als Spiegel der Geschlechterordnung (1880-1920), Campus, Frankfurt/New York

Weindling, P. (1991) Health, race and German politics between national unification and Nazism: 1870-1945, Cambridge University Press, Cambridge

Weindling, P. (1989) Hygienepolitik als sozialintegrative Strategie im späten deutschen Kaiserreich, in: Labisch, A. (Hg.) Medizinische Deutungsmacht im sozialen Wandel des 19. und frühen 20. Jahrhunderts, Psychiatrie-Verlag, Bonn, S. 37-55

Werthmann, C. (1981) Tierexperimente mit Ovarialpräparaten zwischen 1895 und 1916, Diss. med. Erlangen

Zander, J. (1986) Meilensteine in der Gynäkologie und Geburtshilfe, 100 Jahre Deutsche Gesellschaft für Gynäkologie und Geburtshilfe, in: Beck, L. (Hg.) Zur Geschichte der Gynäkologie und Geburtshilfe, Springer, Berlin

Personenregister

A
Abel, Günther 15
Ammon, Otto 115

B
Battey, Robert 28, 75, 88, 90, 91, 96, 135, 136, 151, 165
Beard, George 68
Beatson, George T. 127
Bebel, August 32, 115, 116, 136
Beigel, Hermann 32, 33, 34, 35, 55, 99, 136, 137
Blum, Agnes 117
Bre, Ruth 117
Breisky, August 122, 124
Brown, Thomas 59
Brown-Sequard, Charles E. 106, 137
Bulius, Gustav 47, 82, 83, 84, 108, 114, 127, 138, 145
Bundell, James 11

C
Charcot, Jean-Martin 37, 39, 40, 43, 55, 60, 138, 165
Chéreau, Archill 50
Cohnstein, Isidor 17, 18, 51, 63, 66, 139
Credé, Carl S. F. 109, 120, 122, 123, 142
Curàtulo, Emilio 98, 104, 105, 139

D
de Graaf, Regnier 50
Dohrn, Rudolph 122

F
Fehling, Hermann 37, 54, 71, 74, 84, 85, 86, 87, 93, 104, 105, 118, 119, 125, 126, 139, 140, 141, 148, 162
Fleck, Ludwik 1, 13, 14, 15, 31, 38, 96, 164
Freud, Sigmund 40, 141, 165
Freund, Wilhelm A. 22, 24, 61, 62, 91, 92, 108, 110, 111, 112, 118, 120, 121, 122, 123, 124, 125
Friedreich 50, 51, 141

G
Fritsch, Heinrich 77, 93, 118, 119

Galen 38
Gelderblom, Constanze 35, 36, 141
Glaevecke, Ludwig 46, 100, 125, 141
Goltz, Friedrich L. 98, 142
Gusserow, Adolf 73, 74, 83, 112, 142

H
Hall, Marshall 59
Hegar, August 22
Hegar, Johann August 21
Hegar, Karl 22
Hegar, Ludwig Leonard 21
Heilbrun, Bernhard 76, 77, 146
Hippokrates 38
Hirschwald, August 123

I
Israel, James 64, 65, 66, 67, 68, 77, 96, 101, 102, 103, 104, 124, 126, 143, 144, 147, 155

K
Kaltenbach, Rudolph 11, 18, 26, 43, 47, 54, 64, 71, 74, 75, 76, 81, 82, 83, 84, 88, 107, 108, 114, 118, 119, 122, 123, 126, 142, 144, 145, 147, 149, 155
Kehrer, Ferdinand A. 86, 98, 106, 140, 147, 148
Keppler, Friedrich 45, 46, 47, 148
Kirn, Ludwig 104, 148
Kleinwächter, Ludwig 125, 148
Koch, Robert 95, 112, 166
Krönig, Bernhard 118
Kuhn, Thomas 14, 52

L
Latour, Bruno 13, 14, 16, 64, 95, 165
Laycock, Thomas 60
Leopold, Christian G. 83, 150
Lepois, Charles 38
Levy, Fritz M. 84, 150
Lister, Joseph 11
Litzmann, Carl C. T. 125

M

Mannheim, Karl 13
Marcuse, Max 117
Martin, August 18, 151
Martin, Eduard 107, 118, 121
McDowell, Ephraim 51
Merck, Emanuel 21
Merck, Eva 21
Möbius, Paul J. 32, 36, 152
Morton, William 11

N

Nagel, Wilhelm 83, 152

O

Olshausen, Robert 83, 93, 110, 111, 122, 152, 153

P

Pasteur, Louis 95, 164
Peretti, Joseph 79, 124, 153
Perlmann, Berta 64, 65, 67, 68, 101
Pfannenstiel, Hermann J. 117
Pflüger, Eduard F. W. 61, 62, 153
Platon 38
Ploetz, Alfred 116
Porro, Eduardo 37, 84, 85, 86, 140, 148, 150, 155, 162
Prochownick, Ludwig 46, 72, 73, 74, 75, 154

R

Reinl, Carl 111, 154
Riedlinger, Victoria 44
Rockwell, Alphonso D. 68
Romberg, Moritz 60, 154

S

Sänger, Max 85
Schinzinger, Albert S. 126
Schroeder, Carl 110, 121, 125, 156
Schützenberger, Charles 60
Sellheim, Hugo 117

Semmelweis, Ignaz 112, 144
Simmer, Hans 28, 98, 127, 167
Simon, Gustav 21, 107, 121, 122
Simpson, James Y. 52
Sonntag, Ernst 47, 84, 108, 114, 145
Soran 49
Spencer Wells, Thomas 51, 58, 99, 137, 158
Spiegelberg, Otto 22, 118, 120, 121, 122, 123, 124, 158
Stahl, Karl 72, 92, 158
Streb, Therese 72
Sydenham, Thomas 38

T

Tait, Lawson 91
Tarulli, Luigi 98, 104, 105, 139, 152
Tauffer, Wilhelm 71, 113, 158, 159
Trenholme, Edward H. 17, 91

V

van Helmont, Jan B. 50
Virchow, Rudolph 50, 53, 54, 83, 121, 159
Volkmann, Richard 18, 26, 71, 95, 113, 122, 132, 143, 145, 157, 158, 160
von Baer, Karl-Ernst 50
von Hecker, Carl 109
von Winckel, Franz 49, 111

W

Waldeyer, Heinrich W. 83
Weir Mitchell, Silas 66, 67, 139, 160, 161
Weismann, August 115
Werth, Richard 61, 73, 78, 100, 125, 161
Wiedow, Wilhelm 47, 73, 84, 96, 97, 108, 111, 114, 127, 145, 161

Z

Ziegler, Ernst 115

Medizingeschichte im Kontext

Herausgegeben von Karl-Heinz Leven

Die Reihe *Medizingeschichte im Kontext* veröffentlicht Studien, die Themen aus der Geschichte der Medizin und des Gesundheitswesens in wissenschafts- und kulturhistorischer Perspektive betrachten.
Die Reihe versteht sich zugleich als Fortsetzung der von Ludwig Aschoff 1938/39 mit zwei Heften begründeten, von Eduard Seidler 1971-1994 mit 17 Bänden weitergeführten *Freiburger Forschungen zur Medizingeschichte*. Die Bände 1 bis 11 (1999 bis 2004) wurden von Karl-Heinz Leven und Ulrich Tröhler gemeinsam herausgegeben.

Band 1 Christine Hummel: Das Kind und seine Krankheiten in der griechischen Medizin. Von Aretaios bis Johannes Aktuarios (1. bis 14. Jahrhundert). 1999.

Band 2 Cécile Mack: Henriette Hirschfeld-Tiburtius (1834-1911). Das Leben der ersten selbständigen Zahnärztin Deutschlands. 1999.

Band 3 Susanne Mende: Die Wiener Heil- und Pflegeanstalt *Am Steinhof* im Nationalsozialismus. 2000.

Band 4 Bernhard Gessler: Eugen Fischer (1874-1967). Leben und Werk des Freiburger Anatomen, Anthropologen und Rassenhygienikers bis 1927. 2000.

Band 5 Jochen Binder: Zwischen Standesrecht und Marktwirtschaft. Ärztliche Werbung zu Beginn des 20. Jahrhunderts im deutsch-englischen Vergleich. 2000.

Band 6 Cécile Mack: Die badische Ärzteschaft im Nationalsozialismus. 2001.

Band 7 Beate Waigand: Antisemitismus auf Abruf. Das Deutsche Ärzteblatt und die jüdischen Mediziner 1918-1933. 2001.

Band 8 Georg Schomerus: Ein Ideal und sein Nutzen. Ärztliche Ethik in England und Deutschland 1902-1933. 2001.

Band 9 Barbara Rabi: Ärztliche Ethik - Eine Frage der Ehre? Die Prozesse und Urteile der ärztlichen Ehrengerichtshöfe in Preußen und Sachsen 1918-1933. 2002.

Band 10 Bernd Grün / Hans-Georg Hofer / Karl-Heinz Leven (Hrsg.): Medizin und Nationalsozialismus. Die Freiburger Medizinische Fakultät und das Klinikum in der Weimarer Republik und im „Dritten Reich". 2002.

Band 11 E. Caroline Jagella: Ignaz Schwörer (1800–1860). Freiburger Geburtshelfer zwischen Romantik und Positivismus. Ein Beitrag zur Geschichte der medizinischen Ethik im 19. Jahrhundert. 2004.

Band 12 Stephan Anis Towfigh: Das Bahá'ítum und die Medizin. Ein medizinhistorischer Beitrag zum Verhältnis von Religion und Medizin. 2006.

Band 13 Nils Kessel: Geschichte des Rettungsdienstes 1945–1990. Vom „Volk von Lebensrettern" zum Berufsbild „Rettungsassistent/in". 2007.

Band 14 Jette Sophie Jung: Erfolg und Scheitern der Hegar-Operation. Eine wissenschaftsgeschichtliche Untersuchung über die Kastration der Frau im 19. Jahrhundert. 2007.

www.peterlang.de

www.ingramcontent.com/pod-product-compliance
Ingram Content Group UK Ltd.
Pitfield, Milton Keynes, MK11 3LW, UK
UKHW022212230426
12048UKWH00016BA/795